图解哺乳期中医母婴养护系列

婴儿生长发育与按摩保健

杨振杰 ◎ 编著

中国健康传媒集团
中国医药科技出版社

内 容 提 要

　　本书为丛书之一，针对婴儿生长发育相关知识按摩保健方法进行详细解说。本书主要介绍婴儿的生长发育状况、常用婴儿按摩保健穴位及按摩方法。全书图文并茂，文字通俗易懂，使读者能够快速掌握相关理念与方法，易学易用。且于正文后附以"小贴士"，补充正文相关内容，形式新颖。

　　本书适合没有医学知识背景的新手爸妈们、临床护理人员及家政服务人员参阅。

图书在版编目（CIP）数据

　　婴儿生长发育与按摩保健 / 杨振杰编著 . — 北京：中国医药科技出版社，2022.1
（图解哺乳期中医母婴养护系列）
　　ISBN 978-7-5214-2769-1

　　Ⅰ . ①婴… 　Ⅱ . ①杨… 　Ⅲ . ①婴儿—生长发育—图解 ②婴儿—保健—按摩疗法（中医）—图解 　Ⅳ . ① R174-64 ② R244.1-64

　　中国版本图书馆 CIP 数据核字（2022）第 017951 号

美术编辑　　陈君杞
版式设计　　也　在

出版　**中国健康传媒集团** | **中国医药科技出版社**
地址　北京市海淀区文慧园北路甲 22 号
邮编　100082
电话　发行：010-62227427　邮购：010-62236938
网址　www.cmstp.com
规格　710×1000mm $^1/_{16}$
印张　10 $^3/_4$
字数　159 千字
版次　2022 年 1 月第 1 版
印次　2022 年 1 月第 1 次印刷
印刷　三河市万龙印装有限公司
经销　全国各地新华书店
书号　ISBN 978-7-5214-2769-1
定价　**38.00 元**

获取新书信息、投稿、为图书纠错，请扫码联系我们。

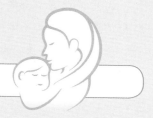

前言

　　十月怀胎，一朝分娩，随着宝宝呱呱坠地，新手爸妈们进入了手忙脚乱的育儿过程。这是一段全新的生活体验，无论是爸妈，还是宝宝，都在不断接受考验。因此，产后哺乳期，对于全家人来说，都是一个不容忽视的关键时期。很多妈妈感慨，熬过了怀胎十月的辛苦，却熬不过哺乳期的各种身心折磨。

　　为了帮助新手爸妈们顺利、平稳地渡过哺乳期，尽情享受抚育子女的快乐，我们在临床不断收集、整理大家遇到的哺乳期难题，参考古今文献，并结合实践经验，将哺乳期常见妇儿疾病的防治方法汇集成册，以期对大家的幸福生活有所助益。

　　本套丛书共6册，分为"妈妈篇"和"宝宝篇"两部分，其中"妈妈篇"4册，包含哺乳期乳汁淤积、急性乳腺炎、乳汁不足、乳头异常及产后养护等主题；"宝宝篇"2册，包含婴儿生长发育与按摩保健及常见疾病按摩调理等内容。

　　我们致力于将本套丛书打造为"字典式图书"，读者根据需求检索目录，即可快速了解相关病症的临床表现、辨证分型、按摩调理取穴与方法等。更重要的是，在各个疾病的诊治方法之外，我们还重点强调了衣、食、住、行等生活调护，体现"上工治未病"的预防为主、医养结合的理念。

　　总之，本套丛书的出版，不仅能够帮助新手爸妈们和护理人员系统了解哺乳期妇儿养护知识，还能帮助学习、掌握简单的诊治方法，从容应对哺乳期的各种突发状况。因此，我们尝试将专业知识通俗化，将艰涩的文字图示化，并分享大量临床典型病例，目的就是让没有医学知识储备的家长们也能轻松掌握，解决简单的哺乳期常见问题。

感谢"山东大学医养健康产业项目"及"山东大学教育教学改革研究项目"对丛书撰写与出版的资助，感谢中国医药科技出版社对出版的大力支持。

杨振杰

2021 年 5 月

编写说明

　　宝宝从出生开始，便处于不断的生长、发育过程，他们的生理、病理、诊治、调护等均与成人存在显著的区别。随着社会不断发展，爸爸妈妈们对待宝宝疾病的态度也在发生变化，开始倾向于选择非药物治疗的"绿色疗法"。此时，具有几千年历史的小儿推拿术便显示出它的优势与魅力，在儿科疾病的非药物治疗中扮演着重要角色。

　　小儿推拿是中医学的重要组成部分，在整体观念的基础上，以阴阳五行、脏腑经络等学说为理论指导，运用各种手法刺激穴位，使经络通畅、气血流通，以达到调整脏腑功能、治病保健的目的。

　　小儿推拿流派众多，各流派有其自身的特色和风格，如讲究祛邪为主的三字经派，常用推、揉、拿、捣、分、合、运、掐等手法；主张手穴与体穴同用的孙重三派，强调复合手法、联合运用；张汉臣派重视小儿面部望诊，临证讲求顾护正气；捏积派重视温补阳气，通调任督，使"阴平阳秘，精神乃治"；海派儿科推拿融小儿推拿、一指禅推拿、滚法推拿、内功推拿为一体；以"推五经"为核心内容的刘氏小儿推拿疗法，提出了"补肝易动风，补心易动火"的观点，主张"肝只清不补，心补后必加清"等。

　　为了使读者能够轻松掌握婴儿保健按摩穴位与方法，本书不拘泥于流派间的差别，而是综合各流派之所长，结合临床实践，将使用频率高且各流派所公认的穴位及按摩方法整理、介绍给大家，以利于大家学习、掌握，并能在生活中实践，获得良好的效果。

杨振杰

2021 年 5 月

目录

婴儿生长
发育特点

婴儿保健
按摩的特点
及注意事项

婴儿按摩
保健常用
穴位

婴儿按摩
保健常用
手法

婴儿日常
按摩保健

婴儿生长发育特点

出生时

1 月龄

2 月龄

3 月龄

4 月龄

……

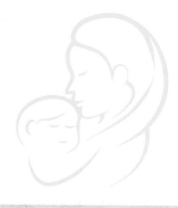

哺乳期是指妈妈们产后用自己的乳汁喂养宝宝的时期，也就是从开始哺乳到停止哺乳的这段时间，一般长约 10 个月到 1 年。哺乳期婴儿身体娇弱，从胎儿到新生儿，从首次吸吮母乳到开始添加辅食，从进食单一辅食到品种多样的食物，从仅会哭闹到学会爬行、站立、走路的过程中，宝宝的身体和心理都在不断发生变化，需要在衣、食、住、行、医等方面给予特别的关注。

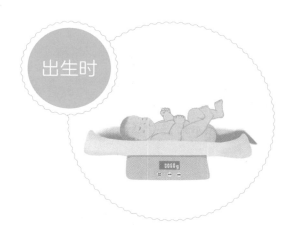

出生时

身长（厘米）	男宝 48.6~52.2；女宝 48.0~51.4
体重（千克）	男宝 2.93~3.73；女宝 2.85~3.63
动作	会主动寻找妈妈的乳头并吸吮乳汁，两手握拳，遇到惊吓会有惊跳，醒时可有频繁的四肢活动
语言	出生后哭声洪亮，说明肺部发育健全
感知觉	一出生即具有触觉、嗅觉、味觉、听觉等感知觉，因此宝宝出生后 3 天内一般都会进行听力检测
社会适应性	宝宝一出生就会注视妈妈的脸，并露出短暂的微笑；出生后大量时间都用来睡觉，基本每天可睡眠 20 小时以上
情感需求	刚出生的宝宝就有情感需求，他们的哭除了代表生理上的需求，还有心理上的欲望，比如需要陪伴，想要被爸爸妈妈抱着等

小贴士

　　体重是指机体量的总和。测量体重，应在清晨空腹、排空大小便、仅穿单衣的情况下进行。宝宝的体重增长并不是匀速的，一般出生时体重约3千克，出生后的前半年平均每月增长约0.7千克，后半年平均每月增长约0.5千克，1周岁后每年增加约2千克。我们可以用下面的公式来大致推算宝宝的体重：

　　＜6个月的宝宝，体重（千克）=3+0.7×月龄

　　7~12个月的宝宝，体重（千克）=7+0.5×（月龄-6）

　　体重可以反映宝宝的体格生长状况，间接衡量宝宝的营养状况，也是计算用药量的主要依据。在儿保查体时，体重是一个重点指标，若体重增长过快，常见于肥胖症，若体重低于正常均值的85%，则往往提示营养不良。但是爸爸妈妈们也不要过于纠结体重指标，有些宝宝体重增长不明显，甚至1个月也不增长，但是身高增长迅速，1个月可增加5厘米，这也是正常的。这种宝宝的身材多为瘦长型，他们的爸爸妈妈常常也是同样的体型。

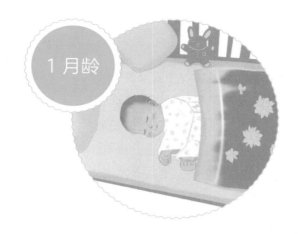

1 月龄

身长（厘米）	男宝 52.7~56.9；女宝 51.7~55.7
体重（千克）	男宝 3.99~5.07；女宝 3.73~4.74
动作	这一时期的动作主要是反射动作，如吸吮、抓握、行走等，会习惯性的保持在妈妈肚子里的姿势，手脚蜷缩、两手握拳；俯卧时不能抬头，但能将头转向一侧；被直立抱起时会睁眼，遇到突然的声响会眨眼、惊跳，会因突然的亮光闭眼等
语言	用哭声来表达需求，妈妈们可以逐渐分辨哭声的高低强弱，判断宝宝的需要
感知觉	遇到难闻的气味会转开头，对妈妈的声音和味道有准确的辨识等，这些感知觉均处于朦胧期，需要给予适度的刺激才能使其充分发挥，这也就是早教的意义所在
社会适应性	当被抱起时，宝宝会停止哭泣；宝宝逐渐开始用哭、笑、抓握、注视爸爸妈妈的方式，来吸引他们的注意
情感需求	这一时期的宝宝用哭来表达情感、生理需求及心理欲望，例如习惯被抱着哄睡的宝宝当被放在床上，就会用哭叫表示反抗，直到被重新抱起为止，这也就说明，宝宝的良好习惯养成要从出生后就开始

小贴士

　　身高是指从头顶至足底的垂直长度。对于哺乳期的宝宝，很难完成立位测量，故常采取仰卧位，以量床代替量身高，又称身长。测量时要脱去鞋袜、帽子，帮助宝宝取伸直姿势，枕、背、臀及足跟紧贴床面。仰卧位测量与立位测量相比，约有 1~2 厘米的误差。宝宝出生时的身长约 50 厘米，出生后第一年增长最快，约 25 厘米，其中前 3 个月约增长 12 厘米。

　　身高（长）增长与种族、遗传、体质、营养、运动、疾病等因素有关，身高的显著异常往往是疾病的表现，比如身高低于正常均值的70%，需要警惕是否有侏儒症、克汀病、营养不良等情况。

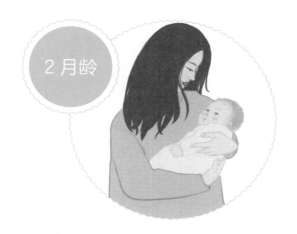

2 月龄

身长（厘米）	男宝 56.5~61.0；女宝 55.3~59.6
体重（千克）	男宝 5.05~6.38；女宝 4.65~5.86
动作	在被抱着竖立时，能保持头部竖直几秒钟；脊柱出现第一个弯曲；开始发现自己的手，喜欢把双手放在眼前玩耍，挥舞拳头，拍打小手，手指能伸开、合拢
语言	开始注意说话声、玩具声、手机铃声等，在听到这些声音时能停止哭泣；对成人的逗弄，能用微笑或简单音节给予应答，发声多为"h""m"等韵母音
感知觉	能够看清 30~60 厘米远的物体，视野范围超过 90°；能够判断物体远近，辨别较明显的形状差异；能够识别照料者；喜欢听自己拍打小手时发出的声音；喜欢色彩鲜艳、有声音、能活动的玩具；能在成人对其说话时注视成人的眼睛，并发出"咿咿呀呀"的声音
社会适应性	开始出现社会性微笑，这是出于人际交往的需要，而非单纯的生理反应，自此，宝宝的自我意识开始萌芽
情感需求	这一阶段的宝宝情绪基本与主要照料者相关，宝宝容易对黑暗、阴影、独处、巨大声响和不熟悉的人或物产生恐惧感

小贴士

　　头围，指自双眉弓上缘处，经过枕骨结节，绕头一周的长度。足月的宝宝出生时头围约33~34厘米，出生后前3个月和后9个月各增长6厘米，1周岁时约46厘米，15岁时可基本达到成人水平。

　　头围的大小与脑的发育有关，头围小者常提示脑发育不良，而头围增长速度过快则常提示解颅。

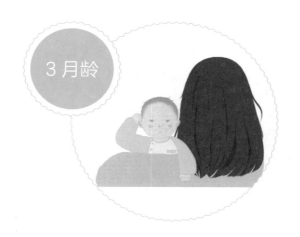

3 月龄

身长（厘米）	男宝 59.7~64.3；女宝 58.4~62.8
体重（千克）	男宝 5.97~7.51；女宝 5.47~6.87
动作	扶坐时头能竖直，但腰背以下仍然柔弱；不再紧紧握拳，能抓挠自己的身体和头发
语言	能用"咿咿""呀呀""哦哦"等叠音与成人"交谈"
感知觉	视线范围进一步扩大；能够翻转身体、转头注视物体；能够分辨彩色与非彩色，见到颜色鲜艳的物体或玩具时会手舞足蹈；开始识别主要家庭成员，喜欢让熟悉的人抱；会长时间摆弄自己的手、脚，如吸吮拇指、挥动手臂、玩脚掌脚趾等
社会适应性	宝宝在积极适应周围环境，对熟悉的情境、人物有愉悦的反应，比如喜欢在固定的时间做某些事，喜欢妈妈或熟悉的照料者，会更明显地出现有差别、有选择的社会性微笑
情感需求	开始形成最初的"双向情感"，不仅乐于向妈妈或主要照料者发出信息，还乐于接受回应；对于喜欢的人或事物会欣然接受、紧抓不放，而对排斥的人或事物则会拒绝，甚至哭闹

小贴士

　　囟门有前囟、后囟之分。前囟是额骨和顶骨之间的菱形间隙，在宝宝出生后 12~18 个月闭合；后囟是顶骨和枕骨之间的三角形间隙。一部分宝宝在出生时前囟就已闭合，未闭合者在出生后 2~4 个月内也会闭合。

　　囟门大小反映了宝宝颅骨间隙的闭合情况，对某些疾病有一定的诊断意义。如囟门早闭且头围明显小于正常者，为头小畸形；囟门迟闭及头围大于正常者，多见于解颅、佝偻病。囟门凹陷，多见于阴伤液竭之脱水；囟门凸出，多见于宝宝大哭及颅内压升高之脑炎、脑膜炎等。

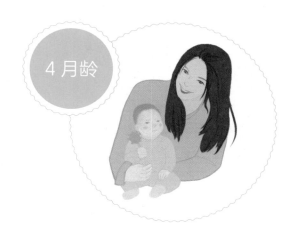

4 月龄

身长（厘米）	男宝 62.3~66.9；女宝 61.0~65.4
体重（千克）	男宝 6.64~8.34；女宝 6.11~7.65
动作	出现被动翻身倾向；颈部肌肉力量进一步提高，能够支撑头部重量；喜欢摸一切够得到的物品，但手指的抓握能力仍然较弱
语言	增加了很多重复的、连续的音节，产生类似说话的声音
感知觉	开始具备声音定位能力，对律动有了初步的感知，喜欢听音乐、儿歌；视网膜发育更加成熟，能够由近看远、由远看近，开始意识到物体是三维立体的；能初步控制注意力，比如持续盯着某些物品；开始有了视觉偏好，对妈妈或主要照料者的消失有一定的反应
社会适应性	自我意识逐步加强，能进行互动
情感需求	开始形成最初的信任感和依赖感，尤其是依恋妈妈，具有良好母子依恋关系的宝宝，情绪积极健康，个性活泼开朗

小贴士

　　宝宝一生有两副牙齿，包括乳牙20颗和恒牙32颗。出生后4~10个月，乳牙开始萌出，一般按照先下颌后上颌、从前往后的顺序依次出牙，直到2岁半左右，乳牙出齐。若出牙推迟或出牙顺序混乱，则常见于佝偻病、呆小病、营养不良等。哺乳期宝宝的乳牙颗数可用公式推算：乳牙数＝月龄－（4~6）。例如8月龄的宝宝乳牙数为2~4颗。

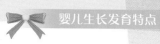

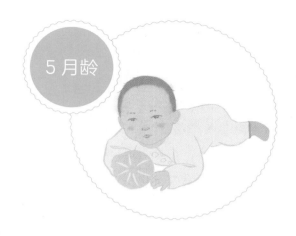

5 月龄

身长（厘米）	男宝 64.4~69.1；女宝 62.9~67.4
体重（千克）	男宝 7.14~8.95；女宝 6.59~8.23
动作	手臂、颈背力量均进一步提高，能熟练完成头部支撑动作；开始尝试通过控制自己的身体来满足需求，如用伸手"大把抓"的动作去拿玩具
语言	开始辨别语调、语气及音色的变化，逐渐学习用不同的语调来表达自己的态度；在与成人的"交流"中学习交际规则，如宝宝与成人轮流"说话"，一段"对话"结束后，宝宝又会发出一个或几个音来主动引起另一段"对话"
感知觉	宝宝"客体永久性"概念萌芽，例如妈妈虽然不在眼前，宝宝也知道妈妈只是暂时离开，而非消失；宝宝听觉进一步加强，开始主动寻找声源，喜欢看手机、电视等图像与声音配合的屏幕闪动画面；开始学认物品，并偶尔能认出熟悉的物品，好奇心萌发，对新玩具、新声音，及活动的物品均感到新奇
社会适应性	能够认识亲人，见到熟悉的人时能主动微笑示好，开始出现主动的社会交往行为；喜欢被抱起，吃奶时会把双手放在妈妈乳房上，或轻轻拍打；能明白自己与他人及周围环境的不同，开始建立自我界限
情感需求	这一时期的宝宝会对熟悉的人微笑，能主动表达喜悦或厌恶

小贴士

　　测量宝宝胸围时，宝宝仰卧，双手自然平放于身体两侧，平静呼吸。测量者站在宝宝右侧，用软尺由乳头向背后绕肩胛骨下缘 1 周，取呼气与吸气时测量值的平均数，即宝宝胸围。宝宝出生时胸围约32 厘米；1 岁时约 44 厘米，接近头围；2 岁后胸围渐大于头围。营养状况良好的宝宝，其胸围超过头围的时间较早；而营养不良或缺乏活动的宝宝，则胸围超过头围的时间较晚，与其胸廓发育差有关。

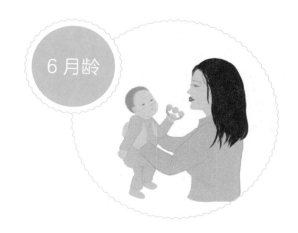

6 月龄

身长（厘米）	男宝 66.0~70.8；女宝 64.5~69.1
体重（千克）	男宝 7.51~9.41；女宝 6.96~8.68
动作	仰卧时能抬头、挺肩，俯卧时能用手支撑起上身，喜欢在成人辅助下站立蹦跳；宝宝开始将拇指与其余四指区分开来，发现拇指的巨大功能
语言	能够发出和谐的声音，也会因不开心而大声叫喊；能够理解简单的词语、手势、命令，也能辨别声音的熟悉与陌生、愤怒与友好
感知觉	能注视远距离物品，对鲜艳的玩具保持 30 秒以上的持续注视，并尝试抓、够远处的物品；逐步认识物品多与少的不同；能区分爸爸或妈妈的声音，喜欢欣赏优美的音乐；自我意识进一步加强，逐步区别真实的自己和镜子中的自己
社会适应性	开始有意识引起爸爸妈妈的注意，通过分辨大人的表情，能知道大人是赞许还是批评；能配合完成一些动作，如穿脱衣服；开始用嘴去感知整个世界，喜欢把物品放进嘴里；这一时期的宝宝已经基本建立了自我界限，知道自己是一个独立个体了
情感需求	可以对爸爸妈妈们不同的语音、语调做出不同的反应，能分辨赞许与批评，喜欢与爸爸妈妈一起玩游戏，或模仿爸爸妈妈的动作

小贴士

　　呼吸、脉搏的检测要在宝宝安静时进行。通过观察宝宝腹部起伏，或将少量棉花放在宝宝鼻孔下，观察棉花纤维的摆动次数，完成对宝宝呼吸频率的检测。对宝宝脉搏的检测可通过听诊器听心尖搏动或按寸口脉完成。宝宝出生时，呼吸约 40~45 次 / 分，脉搏约 120~140 次 / 分，呼吸与脉搏的比例为 1：3；宝宝 1 岁时，呼吸次数为 30~40 次 / 分，脉搏约 110~130 次 / 分，呼吸与脉搏的比例为 1：（3~4）。

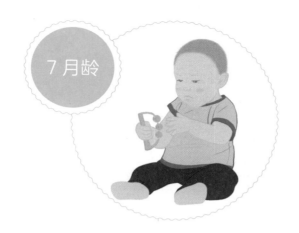

7 月龄

身长（厘米）	男宝 67.4~72.3；女宝 65.9~70.6
体重（千克）	男宝 7.83~9.79；女宝 7.28~9.06
动作	翻身自如，有时还会有不熟练的爬行动作；手指能弯曲，能拨弄、搔抓物品；能伸手去拿喜欢的物品，能将玩具从一手换到另一手，也能将手里的食物送入嘴里
语言	能发出许多音节，听懂简单的指令，辨别家人的称谓，能指认日常物品，但还不能完全明白成人说话的含义，需要根据语调、手势进行综合判断
感知觉	喜欢关注视野中的小物件，喜欢用手捡物放入口中，因此家长们要注意清理宝宝周边的小物件，避免误吞
社会适应性	对妈妈或主要照料者更加依恋，会主动寻找、接近依恋对象；听到有人呼唤自己的名字时，会转头回应，并露出友好的表情，或发出声音；宝宝开始按照自己的节奏吃饭、睡觉；在没有人陪伴的情况下，可独自玩耍 10 分钟左右
情感需求	开始喜欢与外界沟通，并用丰富的表情表达情感，如被批评时会哭，被表扬时会笑，感到烦躁时会皱眉等；宝宝会模仿成人的动作，如拍手、拥抱、再见等；这一时期的宝宝开始认生，对陌生人会害羞地转头或害怕地大哭

小贴士

　　测量宝宝血压时要根据不同月龄选择不同宽度的袖带，袖带宽度为宝宝上臂长度的 2/3。若袖带过宽，会导致测得的血压较实际血压值低；若袖带过窄，则测得的血压会较实际血压值高。宝宝月龄越小，血压越低。

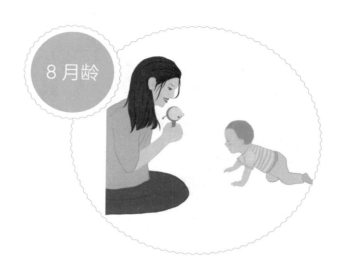

8 月龄

身长（厘米）	男宝 68.7~73.7；女宝 67.2~72.1
体重（千克）	男宝 8.09~10.11；女宝 7.55~9.39
动作	开始出现爬行动作；随着手眼协调能力进一步提高，宝宝可以用手为自己做更多事情了
语言	开始用"小儿语"来吸引成人的注意，虽然谁也听不懂具体内容，但能明白其中含有提出问题、发出命令、表达愿望的不同意思；当几个同龄宝宝在一起的时候，他们会用"小儿语"愉快"交谈"
感知觉	深度视觉进一步发展；能明确感知物品的大小，并在同类物品中选择"大"的一个；能用咬、握、看、闻、拉、扯等方式对物品进行全方位、多种形式的探索
社会适应性	"陌生人焦虑"进一步加强，开始拒绝接近陌生人，这是宝宝自我保护意识萌芽的标志
情感需求	喜欢用肢体语言与别人交流，如摇头表示不行，点头表示同意，看见喜欢的人会大叫大笑

小贴士

　　宝宝的感知发育包括视感知、听感知两方面，是智能发育即神经心理发育的重要组成部分。

　　视感知的发育：新生儿视觉在15~20厘米距离处最清晰，可短暂注视或反射性追视近距离内缓慢移动的物体；3个月的宝宝头眼协调好；6个月时能转动身体协调视觉；9个月时出现深度视觉，能看到小物体。

　　听感知的发育：宝宝出生后3~7天，听觉已经相当良好；3个月时可将头转向声源；4个月时听到悦耳的声音会有微笑；5个月时对妈妈的声音有反应；8个月时能分辨语声的意义；9个月时能寻找来自不同方向的声源；1岁左右能听懂自己的名字。

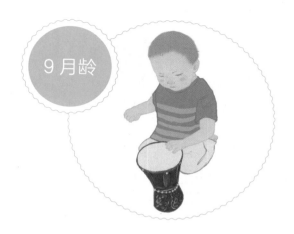

9 月龄

身长（厘米）	男宝 70.1~75.2；女宝 68.5~73.6
体重（千克）	男宝 8.35~10.42；女宝 7.81~9.70
动作	腰背肌肉力量已经比较发达，可以独自坐稳，在成人帮助下能尝试站起，但容易跌倒；可以用拇指和食指捏物品，用手握住瓶子或杯子.
语言	语言模仿能力达到高峰，能将听到的词语和见到的物品联系起来；开始理解成人的语言，比如询问"妈妈在哪里"时，宝宝可将头转向妈妈或用手指向妈妈
感知觉	手眼协调能力进一步提高，能够寻找掉落的物品，能把手指准确放入口中吸吮，能独自玩玩具并专注一小段时间
社会适应性	能模仿成人进行拍手动作，并通过拍手与成人交流；抗议妈妈或主要照料者的离开；喜欢观察别人；开始懂得表现自己
情感需求	"陌生人焦虑"达到高峰，对陌生人的突然出现产生恐惧、紧张与不安情绪；但有时又会积极示好，主动与人亲近

小贴士

　　宝宝的运动发育也是智能发育的一部分，依赖于视感知的参与。发育顺序是由上而下、由粗到细、由不协调到协调。例如新生儿仅有反射性活动，如吞咽、吸吮等；1个月的宝宝睡醒后常做伸懒腰动作；2个月时，宝宝扶坐或侧卧时能勉强抬头；4个月时可用手撑起上身；6个月时能独坐片刻；8个月会爬；10个月可扶走；12个月可独立行走。

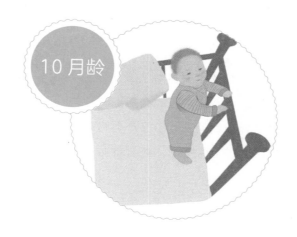

身长（厘米）	男宝 71.4~76.6；女宝 69.8~75.0
体重（千克）	男宝 8.58~10.71；女宝 8.03~9.98
动作	腿部力量继续快速提高，单个手指的分离动作也在发展，能较为准确地从容器内取出物品
语言	语言理解能力突飞猛进，成人说的话几乎都能听懂；对图画书产生浓厚的兴趣，喜欢听故事；进入"学话萌芽阶段"，从发元音到发辅音，说出第一个有意义的词；宝宝最初的词汇都与某一特定对象有联系，具有专指性，比如宝宝说"狗狗"，就是指他们平常玩的玩具狗
感知觉	感官发展更加完善，能更好地适应周围环境，并调动自己的能力，尝试完成一些力所能及的事情，例如扶着床栏杆站立等；对玩具的使用更加自如，会对拉扯玩具移动等游戏乐此不疲
社会适应性	开始能够理解"不"所代表的拒绝、批评、禁止等意义，可以理解一些简单的行为规则
情感需求	喜欢模仿成人做些简单的事情，情绪表达方式与主要照料者接近；若宝宝喜欢某件物品而不能取得，常常会发出尖叫声表示抗议

小贴士

　　宝宝手指精细运动的发育过程大致如下：出生时双手握拳；3~4个月时可自行玩手，并有抓东西的意图；5个月时眼与手能协调动作，从而有意识地抓取面前的物品；5~7个月时出现换手、捏、敲等探索性动作；9~10个月时可用拇指、食指捡拾物品；1岁左右开始学习用汤匙，并在墙面乱涂画。

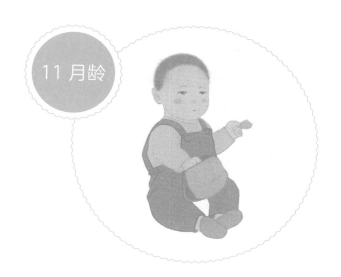

11月龄

身长（厘米）	男宝 72.7~78.0；女宝 71.1~76.4
体重（千克）	男宝 8.80~10.98；女宝 8.25~10.24
动作	腰背部及腿部肌肉力量进一步加强，能够迈步、下蹲；手指的力量与灵活性也有提高，大多数宝宝能够自己打开玩具或食品包装袋了
语言	会模仿成人发出越来越多的双音节，并出现一两个词；能有意识地叫"爸爸""妈妈"；能用固定的单音节称呼一些物品，如"汪"是狗，"喵"是猫等；能很好的理解成人语言的含义，并执行单个步骤的语音命令，例如要求宝宝"把勺子给妈妈"时，宝宝会把伸手把勺子给妈妈，但是松手动作还不完善
感知觉	这一时期的宝宝开始有空间和时间概念的萌芽，能有目的地指导自己的行为，如主动掀开盖子取出盒子里的积木
社会适应性	宝宝在穿脱衣物时能主动配合家长，与人告别时会挥手再见，这是宝宝社会适应性的巨大进步
情感需求	宝宝的自我界限逐渐形成，对物品开始表现出占有欲，家长们要有意识的培养宝宝的分享意识

小贴士

　　语言是表达思维、意识的一种方式。宝宝的语言发育要经过发音、理解和表达3个阶段：新生宝宝已会哭叫；2个月时能发出和谐喉音；3个月能发出"咿呀"之声；4个月能发出笑声；7~8个月会发"爸爸""妈妈"等复音；1岁左右能说出简单的生活用语，如"吃""走""拿"等。

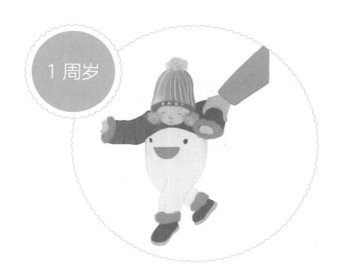

1 周岁

身长（厘米）	男宝 73.8~79.3；女宝 72.3~77.7
体重（千克）	男宝 9.00~11.23；女宝 8.45~10.48
动作	可以拉着大人的一只手行走，有一些宝宝还会尝试独自行走；在大人的帮助下，宝宝可坐下、站起、弯腰拾物
语言	宝宝的语言交际能力开始拓展，发出连续音节的数量明显增加，能理解成人的简单命令，并建立相应的动作联系；能将语音与实物联系，但缺少概括性，多为实物的特征性描述，例如宝宝说"呜呜"时，往往是告诉成人这是一辆汽车
感知觉	开始学习辨认颜色、形状，懂得用手指表示数字，对图画书中展现的自己所熟知的物品感到非常兴奋
社会适应性	开始渴望社会交往，当看到其他宝宝时，会注视或模仿其行为；当两个宝宝一起玩时，常常是各玩各的，没有交流与合作，爸爸妈妈们要注意引导宝宝意识到同伴的存在，并产生主动交往的愿望
情感需求	这一阶段的宝宝开始出现反抗情绪

小贴士

　　宝宝的性格是指宝宝在对事、对人的态度和行为方式上所表现出来的心理特点，如英勇、刚强、懦弱、粗暴等。宝宝性格特征的形成与建立，是随着宝宝的生长发育逐步完成的。因为哺乳期的宝宝一切生理需求均必须依赖爸爸妈妈完成，因而随之建立的是以相依情感为突出表现的性格：2~3个月的宝宝以笑、停止啼哭、伸手、发出声音等方式表达见到爸爸妈妈的愉快；3~4个月会对感到高兴的外界事物表现出大笑；7~8个月时对不熟悉的人表现出认生；9~12个月会对外界不同的事情作出不同的面部表情。

　　每一个宝宝的生长发育节奏都是不同的，上面介绍的宝宝的生长发育特点，仅作为参考。若宝宝的实际状况与上述内容出现明显偏差，爸爸妈妈们要尽早带宝宝去医院，咨询儿保科医生。

婴儿保健按摩的
特点及注意事项

一、婴儿保健按摩的特点

本书所介绍的婴儿保健按摩方法是从中医儿科学和中医推拿学发展而来，以中医学阴阳五行、脏腑经络等学说为理论指导，运用多种手法刺激宝宝穴位，使经络通畅、气血流通，从而达到调整脏腑功能、防治疾病的目的。

小贴士

现代育儿也非常注重对宝宝的早期抚触，认为越早、越多地对宝宝进行抚摸，就越有利于宝宝身体和智力的发育。

小儿按摩历史悠久，自秦汉萌芽，历经千年，仍在焕发勃勃生机。近年来，随着人们生活水平日益提高，大家更加追求"绿色疗法"，尤其对于家庭的未来与希望，爸爸妈妈们总想用最健康无害的方式护航宝宝的快乐成长。小儿按摩便以其自身具有的特点与优势，在育儿领域占领了重要的席位。

1 简单易学

操作易学易懂，根据本书的文字描述及插图，爸爸妈妈们可以像查字典一样找到相关的按摩手法和穴位操作要求，只需经过反复练习或重复应用，就能掌握技巧，轻松治病。

2 方便易行

婴儿保健按摩是一种方便易行的自然疗法，基本不需要器械、药品等辅助，仅靠操作者的双手在宝宝身体穴位上施以特定手法，便可达到防治疾病的目的。

3 效果显著

只要能够正确判断宝宝的身体状况，正确选择按摩穴位及操作方法，就能看到明显的效果，获益良多。本书中有大量"小贴士"，介绍了关于如何合理养护宝宝的小知识，对提高按摩保健效果也大有裨益。

4 无副作用

按摩是一种物理疗法，基本不使用药物，使宝宝不必承受因药物的过度使用带来的毒副反应，很大程度上避免了药物滥用。而且，对于反复发作的慢性疾病，如过敏性哮喘、过敏性鼻炎等，长期采用按摩疗法，可以增强宝宝抵抗力，减少发作次数。

小贴士

哺乳期宝宝的疾病大多与养护不当有关，经按摩治疗往往可以好转或痊愈。但是宝宝发病往往变化迅速，爸爸妈妈们决不能因为掌握了一些按摩方法，就讳疾忌医、拒绝用药。我们要密切观察宝宝的身心变化，合理选择适当的治疗方法。

5 宝宝易于接受

与打针、吃药相比，按摩是无创无痛的，宝宝往往配合度很高。比如当宝宝腹胀时，采用摩腹的按摩方法，能够有效缓解宝宝的不适。在按摩过程中宝宝常有舒适、享受的感觉。若按摩后能够排气排便，则宝宝睡眠、饮食都会明显改善。

6 有利亲子关系

爸爸妈妈们在给宝宝进行按摩时，会增加与宝宝亲密接触的时间。有的宝宝还会模仿大人的样子，反过来给爸爸妈妈们按摩。在这个过程中，自然会形成亲密的亲子关系。我认识一位医生，每晚睡前都会给她的宝宝捏脊，从出生就一直坚持到现在。宝宝两岁多的时候，就开始主动要求妈妈睡前给"捏捏"，还会经常有模有样地模仿，给妈妈"搓搓手""擀擀皮"。

二、婴儿保健按摩注意事项

1 年龄要求

小儿推拿对 3 岁以内宝宝的疾病有神奇疗效，本书内容主要涉及哺乳期宝宝，是小儿推拿的适用年龄。

2 环境要求

推拿治疗的环境应温暖、安静、空气清新。一般宝宝是在爸爸妈妈的怀抱中接受治疗，因此要给爸爸妈妈提供带有靠背的舒适座椅。可以准备沙锤、摇铃等玩具，或播放儿歌、舒缓的音乐，以安抚宝宝情绪，使宝宝能安静地接受治疗。

3 对操作者的要求

推拿操作者要态度和蔼，有耐心，能用温柔的话语安抚宝宝的情绪。同时，操作者要注意操作规范，态度严谨，随时观察宝宝在治疗过程中的变化，及时采取有效措施防止病情骤变。宝宝皮肤娇嫩，操作者要注意修剪指甲，不佩戴首饰，以免损伤宝宝肌肤。

4 推拿顺序

按照临床习惯，一般采用手→上肢→胸腹→下肢→背腰→头面的顺序进行操作，本书中关于各疾病的推拿治疗方法也基本遵循此顺序。大家也可以按照自己操作习惯调整顺序，但总体要求是先主穴后配穴，先轻刺激后重刺激，掐、捏、拿等重手法一般放在最后操作作为结束手法，以免宝宝哭闹不止，影响推拿进行。

5 推拿时间

小儿推拿的时间长短、次数多少，要依据年龄及病情而定，常遵循"大三万，小三千，婴三百"的原则，以次数为标准计量推拿时间，尤其适用于一岁以内的哺乳期宝宝。在各个穴位的操作方法部分，我们详细介绍了推拿次数，爸爸妈妈们参照执行即可。此外，宝宝饥饿或刚刚吃完奶后，不应立即推拿，尤其应避免摩腹、揉脐等动作，以免造成宝宝呕吐。通常，全套手法操作完毕，大概用时 20 分钟。

6 疗程

一般疾病每天治疗一次，重症可以每天治疗两次，慢性疾病 10 天为一疗程，两疗程间可以间隔几天。

7 手法要求

小儿推拿的手法要求持久、柔和、均匀、轻快。一般来讲，小儿推拿的速度为每分钟 150~200 次，应轻快柔和、平稳着实，避免忽快忽慢，或用力过度，导致宝宝皮肤损伤。

8 推拿穴位

古人认为"小儿百脉汇于两掌",因此小儿推拿穴位除了与成人相同的十四经穴、经外奇穴之外,还有很多专用穴位。这些特定穴位多分布于四肢的肘膝关节以下,尤其以手掌和手背为多。在实际应用中,对于上肢部位的穴位,无论男孩女孩,均习惯推拿左手。

9 推拿介质

推拿过程中,为更好地保护宝宝皮肤免受损伤,常常借助推拿介质。推拿介质就是推拿者在手上蘸油、水、粉、酒等物质,置于推拿部位,以减少手掌与皮肤的摩擦,润滑、保护皮肤,并利用介质的药物属性,增强治疗效果。小儿推拿常用的介质有清水、抚触油、滑石粉、淀粉、香油等。

小贴士

常用的推拿介质的名称、来源、作用及适用范围如下:

推拿介质	来源	作用	适用范围
滑石粉	药店有售	润滑,吸水,清凉	各种病症
爽身粉	市场有售	润滑,吸水	可代替滑石粉
淀粉	市场有售	润滑	可代替滑石粉
凉水	洁净的凉水	清凉,退热	外感热证
香油	市场有售	润滑,透热,消炎	增强手法透热效果,刮痧
葱姜汁	将葱白或生姜捣碎取汁或浸泡于75%酒精中使用	温经散寒,解表	虚寒证或冬春季节推拿使用

推拿介质	来源	作用	适用范围
冬青膏	用冬青油、薄荷脑、凡士林和少许麝香配制而成	润滑；温经散寒	软组织损伤，虚寒性腹泻
薄荷水	5克薄荷脑浸入100毫升75%酒精内配制而成	润滑；清凉解表，清利头目	虚寒性腹泻，软组织损伤，增强擦法的透热效果
木香水	少许木香，用开水浸泡后，放凉，去渣	行气活血止痛	急性扭挫伤
红花油	药店有售	活血化瘀，消肿止痛	急慢性软组织损伤
鸡蛋清	将鸡蛋壳穿一小孔，倒出蛋清	清凉去热，去积消食	外感发热，消化不良

10 适用范围

每次给宝宝推拿，最好只针对一种病症，若想面面俱到，就会导致选穴过多、过杂，没有针对性，反而影响推拿效果。就像吃饭一样，若是四菜一汤，既能吃饱，又能吃好；但若是满汉全席，往往无从下口，不知道该吃哪个，也回味不出哪个好吃，只是享受了一把视觉冲击而已。

11 推拿禁忌

小儿推拿适用范围广泛，但也有其禁忌，不可不知。例如骨折、创伤性出血、皮肤破损、肿瘤、急性传染病及危重病症等，操作者要注意分辨，明确诊断，并根据实际情况采取综合治疗。

小贴士

　　比如宝宝桡骨头半脱位，操作者必须警惕宝宝有没有因暴力牵拉导致骨折。如果是骨折而操作者没有发现，并进行了复位操作，便有可能造成骨折断端错位，影响宝宝上肢功能。

小贴士

　　小儿推拿对于某些疾病的治疗效果可谓立竿见影，如积食导致的高热，往往治疗一次后即可大量排便，热退身凉。但是需要注意，小儿患病，有传变迅速、易生他病的特点，因此一定要谨慎诊断，果断处置，不可贻误病情。此外，对于患有急危重症的宝宝，须中医、西医结合治疗，切不可盲目自信，讳疾忌医，最终危及宝宝生命安全。

婴儿按摩保健常用穴位

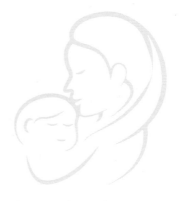

一、头颈部穴位

天门（攒竹）

位置：两眉中间至前发际呈一直线。

操作：用两拇指指腹自眉心向前发际交替直推，称为"开天门"，或"推攒竹"。

次数：30~50 次。

作用：发汗解表，镇静安神。

主治：风寒感冒，发热无汗，头痛，惊惕不安等。

应用：多用于外感发热、头痛无汗等症，常配合运太阳、推坎宫、揉二扇门、拿风池等。用于惊惕不安、夜啼等症，常配合捣揉小天心、掐揉五指节、清肝经、清天河水等。对于体弱多汗的宝宝，要慎用此穴。

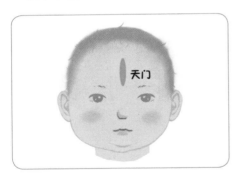
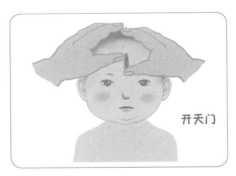

 小贴士

　　猿猴摘果是小儿推拿复式手法之一。先用两手食、中二指分别夹住宝宝两耳耳尖向上提拉，再以拇、食二指分别捏住两耳耳垂向下扯拽，向上及向下分别提、扯 10~20 次。本法有健脾和胃、镇静安神的功效，主治饮食积滞、夜寐不安等症，尤其当宝宝因受惊吓而出现夜啼不安时，可首选本手法。

坎宫（眉弓）

位置： 自眉头起，沿眉至眉梢成一横线。

操作： 先用两拇指指腹分别轻按鱼腰穴，再自眉头起向眉梢作分推动作，称“推坎宫”“推眉弓”或“抹双柳”。

次数： 30~50 次。

作用： 发汗解表，醒脑明目，止头痛。

主治： 外感发热，头痛，目赤肿痛，惊风等。

应用： 用于外感发热、头痛等症，常与开天门、揉太阳、揉膊阳池、揉一窝风等合用。治疗目赤肿痛、惊风等，常配合清肝经、揉肾纹、掐揉小天心、清天河水等，并于按摩后配合捏挤、掐按眉头或眉中央。

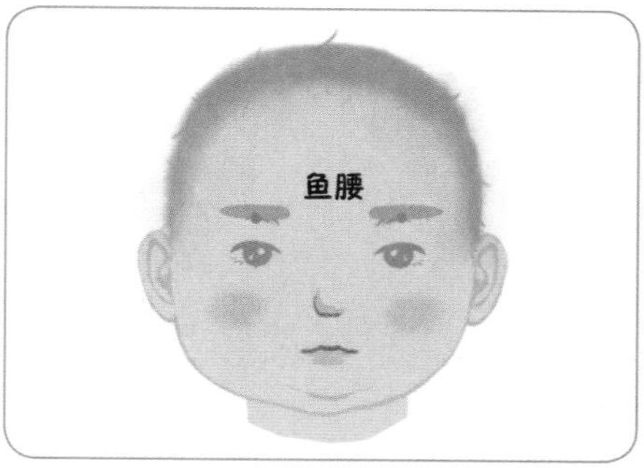

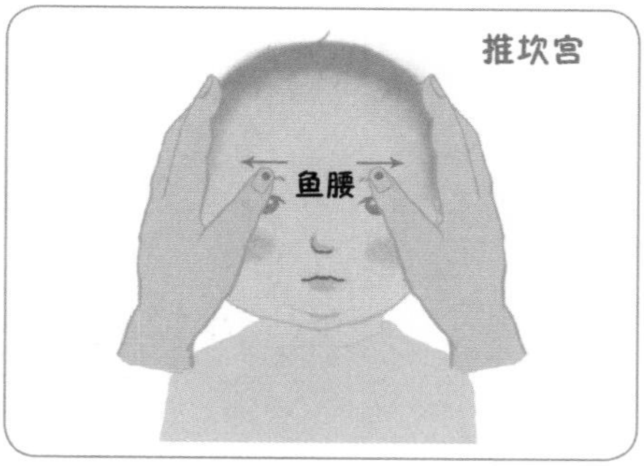

小贴士

鱼腰穴，位于额部，当瞳孔直上，眉毛中，有镇惊安神、疏风通络的作用。

太　阳

位置： 在眉后凹陷处。

操作： 用拇指或中指指腹按揉之，称"揉太阳"，或"运太阳"；以两拇指指腹自前向后直推，称"推太阳"。

次数： 30~50 次。

作用： 疏风解表，清热明目，止头痛。

主治： 外感发热，头痛，目赤肿痛，惊风等。

应用： 遇外感表实证，如发热、恶寒、无汗等，向眼前方向揉太阳，配合开天门、推坎宫、推天柱骨、推三关、揉二扇门等。遇外感表虚证，如发热、恶风、汗出等，或内伤头痛，向眼后方向揉太阳，配合揉外劳、推三关等。风热感冒常用推太阳，配合清肺经、清天河水、推脊等。

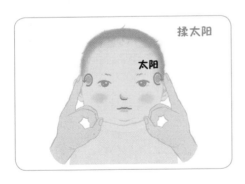

揉太阳

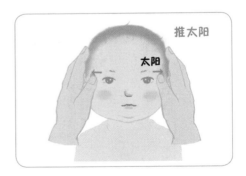

推太阳

🍼 **小贴士**

揉太阳时，向眼前方向揉为补，主治外感表虚、内伤头痛；向耳后方向揉为泻，主治外感表实证。推太阳主要用于外感发热，如风热感冒等。

耳后高骨

位置：耳后入发际，乳突后缘高骨下凹陷中。

操作：用两拇指或中指指腹揉之，称"揉耳后高骨"；也可用掐、拿法。

次数：揉30~50次，或掐、拿3~5次。

作用：发汗解表，止头痛，镇静安神。

主治：感冒，头痛，惊风，烦躁不安等。

应用：治疗风寒感冒出现头痛、烦躁不安时，多与开天门、推坎宫、揉太阳等合用。治疗惊恐夜啼、烦躁不安时，常配合开天门、掐揉五指节、清肝经等。

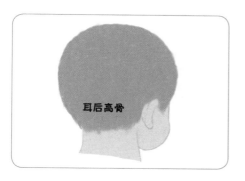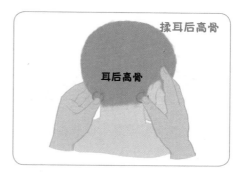

小贴士

开天门、推坎宫、运太阳、揉耳后高骨，合称小儿推拿"四大手法"，有发汗解表、安神除烦的作用，专治风寒感冒、头痛头晕、目眶疼痛等。

准　头

位置：在鼻尖。

操作：用拇指或食指指甲掐之，继以揉之，称"掐准头"。

次数： 3~5 次。

作用： 解表散结，开窍醒神。

主治： 感冒，鼻塞，惊风，抽搐等。

应用： 用于感冒、鼻塞不通，常配合"四大手法"、揉迎香等。治疗惊风、抽搐，多配合掐人中、掐老龙等。

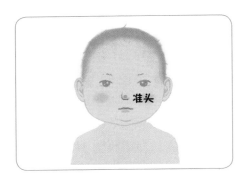 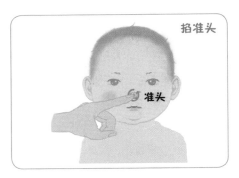

小贴士

望准头可用于诊断疾病，如准头色赤，主肺热或风热。

<h2 style="text-align:center">人　中</h2>

位置： 人中沟上 1/3 与下 2/3 交界处。

操作： 用拇指指甲掐之，称"掐人中"。

次数： 3~5 次，或醒后即止。

作用： 开窍醒神。

主治： 惊风，抽搐，昏厥，窒息等。

应用： 掐人中主要用于急救，可与掐十宣、老龙、精宁、威灵等配合使用。

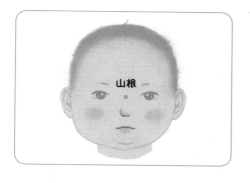
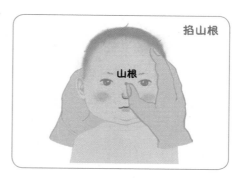

山 根

位置：两内眼角连线上，鼻梁上低洼处。

操作：一手扶住宝宝头部，另一手用拇指指甲掐穴位，称"掐山根"。

次数：3~5 次。

作用：开窍醒神。

主治：惊风，抽搐等。

应用：治疗惊风、抽搐等疾病时，常与掐人中、掐老龙等合用。

小贴士

山根穴可用于望诊。如山根色青主惊、痛；色红主热；色蓝主喘咳；色赤灰一团为赤白痢疾；色青黑为久病或疾病缠绵难愈。

印 堂

位置：两眉头连线的中点处。

操作：一手扶住宝宝头部，另一手用食、中指或拇指指腹自眉心向上推至天庭，称"推印堂"；用拇指指甲掐之，称"掐印堂"。

次数：推30~50次，掐3~5次。

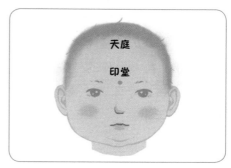

作用：祛风通窍，镇惊醒神。

主治：感冒头痛，惊风抽搐，昏厥等。

应用：治疗感冒头痛，常用推法，并配合"四大手法"。治疗惊风抽搐、昏厥等，多用掐法，配合掐人中、掐十宣等。

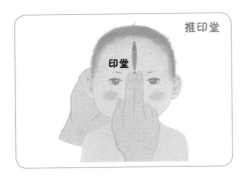

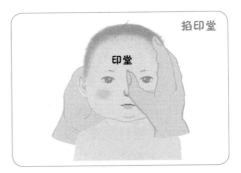

小贴士

印堂穴可在望诊中使用，如《厘正按摩要术》中记载："印堂青，主惊泻。"《小儿推拿广义》记载："印堂青色皆人惊，红白皆由水火侵，若要安然无疾病，镇惊清热即安宁。"

牙 关

位置：耳垂下方1寸，下颌骨陷中。

操作：用拇指或中指按揉之，称"按牙关"，或"揉牙关"。

次数：按10~20次，揉30~50次。

作用：疏风，开窍，止痛。

主治：癫痫发作时牙关紧闭，口眼㖞斜，牙痛，面颊肿胀等。

应用：治疗牙痛、牙关紧闭时，常用按牙关。治疗口眼㖞斜、面颊肿胀，多用揉牙关。

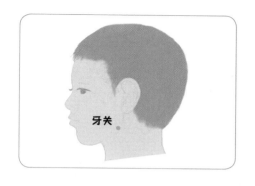

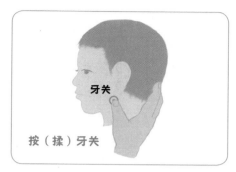

按（揉）牙关

迎 香

位置： 在鼻唇沟中，当鼻翼外缘中点处。

操作： 用两拇指指端或食、中二指按揉该穴，称"按揉迎香"。

次数： 按3~5次，揉20~30次。

作用： 宣发肺气，畅通鼻窍。

主治： 鼻塞，流涕，急慢性鼻炎等。

应用： 用于感冒或急慢性鼻炎导致的鼻塞、流涕症状，常与清肺经、拿风池等合用。

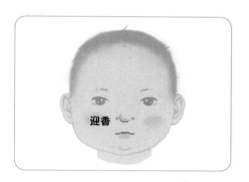

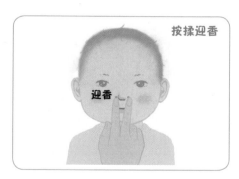

按揉迎香

小贴士

　　用食、中二指轻轻抵入宝宝两鼻孔，并旋转轻揉，是小儿推拿特殊手法之一，称为"黄蜂入洞"，用于治疗感冒导致的鼻塞不通。

小贴士

　　用两手拇指桡侧，在宝宝鼻两侧由上而下推擦之，是小儿推拿特殊手法之一，称为"洗皂"，用于治疗感冒导致的鼻塞不通。

承　浆

位置： 在面部，当颏唇沟正中凹陷处。

操作： 用拇指或食指指甲掐之，继以揉之，称"掐承浆"。

次数： 掐 3~5 次，揉 20~30 次。

作用： 祛风通窍，镇静安神。

主治： 惊风抽搐，口眼㖞斜，流涎，失语，面痛，中暑等。

应用： 治疗惊风抽搐、中暑昏厥时，常与掐人中配合使用。治疗面瘫、失语等，可配伍合谷、地仓、颊车等穴。治疗流涎，常与推脾经配合使用。

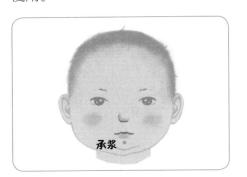

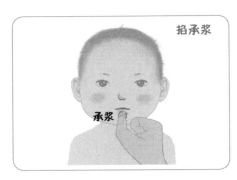

耳　门

位置： 在耳屏上切迹前方，张口有凹陷。

操作： 用两手拇指或食指指腹揉之，称"揉耳门"，或"运耳门"。

次数： 20~30 次。

作用： 开窍，镇静，聪耳，止痛。

主治：惊风抽搐，口眼㖞斜，耳鸣耳聋，牙痛等。

应用：治疗惊风抽搐，常配合掐人中。治疗口眼㖞斜与揉承浆、掐人中合用。治疗耳鸣耳聋时，常配合按揉听宫、翳风等穴。治疗牙痛时，多与揉颊车、合谷穴合用。

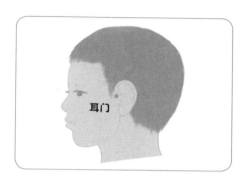

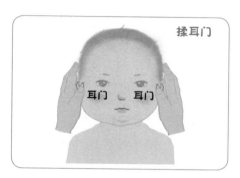

百　会

位置：在头顶，前、后发际正中连线，与两耳尖连线交会处（当前发际正中之上 5 寸）。

操作：一手扶住宝宝头部，另一手用食指或拇指指腹按揉该穴，称"按百会"或"揉百会"；哺乳期宝宝囟门未闭，可采用全手掌或四指指腹摩揉，称"摩百会"。

次数：按 30~50 次，或摩、揉 100~200 次。

作用：镇静安神，升阳举陷，止头痛。

主治：头痛目眩，惊风，昏厥，烦躁，夜啼，遗尿，脱肛，久泻，疝气等。

应用：治疗惊风、夜啼等症，多与清肝经、清心经、掐揉小天心等合用。治疗遗尿、脱肛、久泻、疝气等，常配合补脾经、补肾经、补大肠、推三关、推上七节骨等。

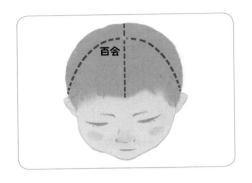

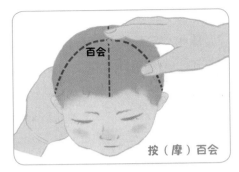

按（摩）百会

囟　门

位置： 百会前骨陷中，约当前发际正中直上2寸。

操作： 两手扶住宝宝头部，两拇指自前发际中点处，向上交替直推至囟门，再自囟门向两旁分推，称"推囟门"；用拇指指腹或全手掌轻揉本穴，称为"揉囟门"；用全手掌摩之，称"摩囟门"。

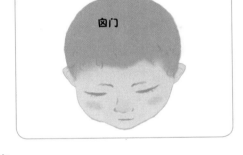

次数： 30~50次。

作用： 镇静安神、通窍，升阳举陷。

主治： 头痛，惊风，鼻塞，衄血，烦躁，神昏，久泻，脱肛，遗尿等。

应用： 推、揉囟门除可治疗上述疾病外，还可以用"摩囟门"法预防感冒，配合按摩手心、脚心，发挥保健作用。此外，摩囟门还可治疗久泻、脱肛、遗尿属虚证者。

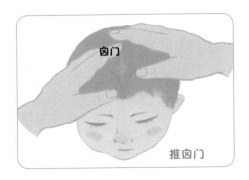

推囟门

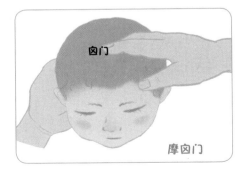

摩囟门

小贴士

　　哺乳期宝宝前囟门未闭，故操作时，仅需推至囟门边缘，且要慎重使用揉法，以免造成损伤。

风　池

　　位置：后发际两侧凹陷处，当胸锁乳突肌与斜方肌起始部之间的凹陷处。

　　操作：用拇、食指按揉之，称"揉风池"；拿捏之，称"拿风池"。

　　次数：揉 30~50 次，拿 5~10 次。

　　作用：发汗解表，祛风散寒。

　　主治：感冒头痛，发热无汗，颈项强痛等。

　　应用：治疗风寒感冒表实证，可配合"四大手法"、掐揉二扇门、揉一窝风等。治疗后枕痛、项背痛，可配合揉风府等。

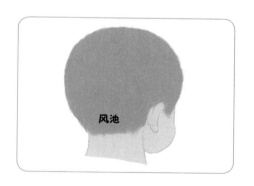

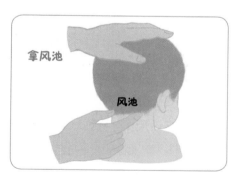

天柱骨

　　位置：在颈后，自后发际正中至大椎呈一直线。

　　操作：一手食、中指并拢，用指腹由上向下直推，称"推天柱骨"；或用刮痧板、酒盅、汤匙边缘蘸水后，由上向下刮穴位，称"刮天柱"。

　　次数：推 100~500 次，刮至皮下轻度淤血为度。

作用：祛风散寒，降逆止呕。

主治：风寒感冒，恶心呕吐，颈项强痛，惊风，咽痛，漾奶等。

应用：治疗外感发热、颈项强痛，多与"四大手法"、拿风池、掐揉二扇门等合用。治疗恶心呕吐，可配合运板门、运八卦、揉右端正、分腹阴阳、横纹推向板门等。治疗暑热发痧，本穴多用刮法。

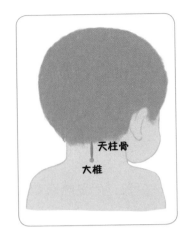

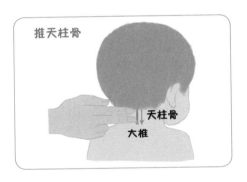

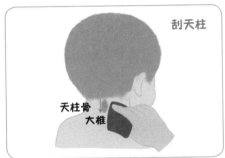

桥　弓

位置：自耳后翳风穴至缺盆穴呈一直线。

操作：用拇指指腹自上而下推抹之，称"推桥弓"；用拇、食、中指相对拿之，称"拿桥弓"；用食、中、无名指指腹揉之，称"揉桥弓"。

次数：推 10~20 次，拿 3~5 次，揉 2~3 分钟。

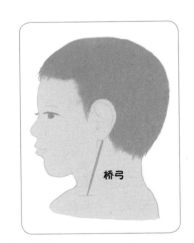

作用：行气活血，软坚消肿，舒筋通络。

主治：小儿肌性斜颈、落枕、发热等。

应用：退热时可用推揉桥弓。桥弓穴也是治疗小儿斜颈的经验穴。

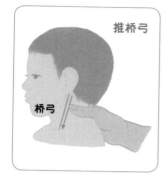

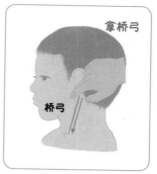

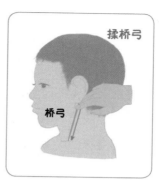

二、胸腹部穴位

天 突

位置：在胸骨上窝正中。

操作：用食指指端由穴位皮肤向内下方按或揉之，称"按天突"，或"揉天突"；用两手拇、食指捏挤本穴，称"捏挤天突"。

次数：按、揉约30次。捏挤时，以皮下淤血成红或微紫色为度。

作用：止咳平喘，降气化痰。

主治：胸闷喘咳，痰涎壅盛，恶心呕吐，咽喉肿痛等。

应用：治疗由气机上逆、痰涎壅盛导致的咳痰、喘息，可在按揉本穴

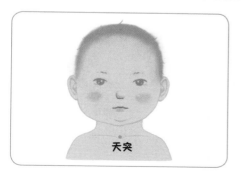

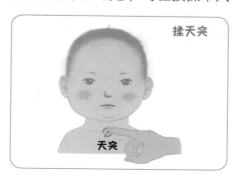

的基础上，配合使用推揉膻中、揉乳根、乳旁、分推八道、分推肩胛骨、飞经走气等。治疗恶心呕吐，可配合揉中脘、运八卦、清胃经、揉右端正、横纹推向板门、推天柱骨、分推腹阴阳等。用于中暑引起的各种不适，除捏挤本穴外，还可配合捏挤大椎、曲池、膻中等穴。

膻 中

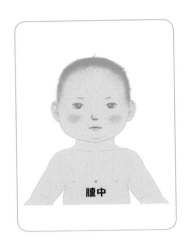

位置：在胸部，当前正中线上，两乳头连线中点处，平第 4 肋间。

操作：用两手拇指指腹自穴位处向两旁平推至乳头，称"分推膻中"；用中指端揉之，称"揉膻中"；用食、中二指从胸骨切迹向下推至剑突，称"推膻中"。

次数：推、揉各 50~100 次。

作用：宽胸理气，止咳化痰。

主治：胸闷胸痛，痰多喘嗽，恶心呕吐，胸胁屏伤等。

应用：治疗痰多喘嗽时，常配合揉天突、搓摩胁肋、按揉丰隆等。治疗恶心呕吐、呃逆、嗳气等，常与运内八卦、横纹推向板门、分腹阴阳合用。

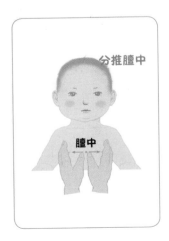

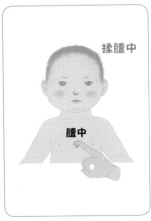

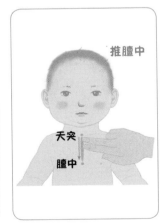

用两拇指腹，自胸骨正中，沿第1~4肋间隙，向两侧分推，左右共八道，称"推八道"或"分推八道"。操作时，指腹要贴合皮肤，手法稳而不乱，配合揉膻中穴，可有效治疗宝宝咳喘。

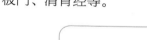

　　位置：乳头外侧旁开0.2寸。

　　操作：用两手四指扶住宝宝两胁，以两拇指分别置于双侧乳旁穴上揉之，称"揉乳旁"。

　　次数：50~100次。

　　作用：宽胸理气，止咳化痰。

　　主治：胸闷咳嗽，痰鸣哮喘，恶心呕吐等。

　　应用：用中指、食指同时按揉乳旁和乳根穴，可增强理气、化痰、止咳的功效，治疗咳嗽痰多、痰鸣哮喘。治疗恶心呕吐时，可配合横纹推向板门、清胃经等。

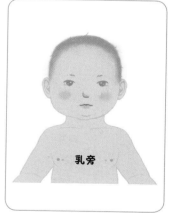

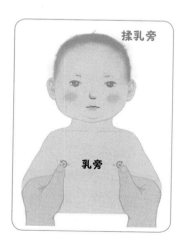

乳 根

位置：乳头之下，平第5肋间。

操作：用两手拇指或中指指腹揉之，称"揉乳根"。

次数：50~100次。

作用：宣肺理气，止咳化痰。

主治：咳嗽，痰鸣，胸闷，胸痛，恶心，呕吐等。

应用：治疗咳嗽、痰鸣、胸闷等呼吸系统疾病，常与揉乳旁、推揉膻中、揉天突等合用。

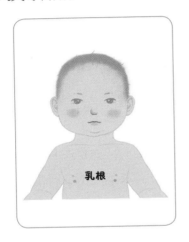
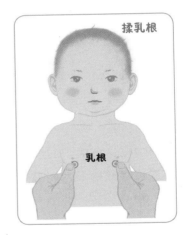

中 脘

位置：位于前正中线上，当脐上4寸。

操作：用食、中指指腹或掌根按揉之，称"揉中脘"；用掌心或四指摩之，称"摩中脘"；自中脘向上直推至喉，或由喉部向下直推至中脘，称"推中脘"或"推胃脘"；自中脘推向鸠尾处，称"推三焦"；自中脘沿季胁部做分推法，

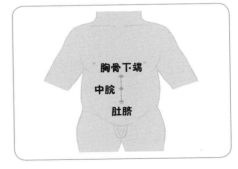

称"分推腹阴阳"；此外还有"按中脘""振中脘"等操作方法。

次数：推、揉 100~300 次，摩约 5 分钟。

作用：健脾益气，消食和中。

主治：胃脘疼痛，腹胀，腹泻，食积，呕吐，食欲不振等。

应用：揉、摩中脘能健脾、和胃、消食，治疗腹痛、腹胀、食积、泄泻、食欲不振等，常与推脾经、按揉足三里、捏脊等配合使用。自上而下推中脘，能降逆止呕，主治胃气上逆之恶心呕吐，并可配合使用横纹推向板门。自下而上推中脘，有涌吐作用。

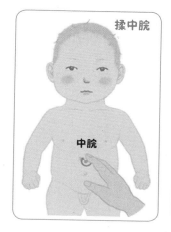
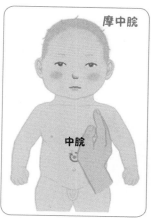
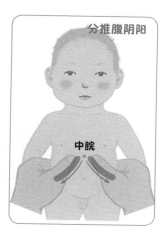

腹

位置：在腹部。

操作：宝宝仰卧，以中脘到脐连线为起点，操作者用两拇指指腹自上而下向两旁分推，称"分推腹阴阳"；用手掌掌面或四指摩之，称"摩腹"。

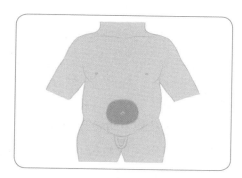

次数：分推 100~300 次，摩约 5 分钟。

作用：健运脾胃，消食化滞，降逆止呕，调节肠道。

主治：腹痛，腹胀，恶心，呕吐，腹泻，便秘，厌食，疳积等。

应用：治疗伤食导致的恶心、呕吐、便秘等症，常用分推腹阴阳，配合运板门、运八卦、摩中脘、揉足三里等具有消食、助运化作用的操作。治疗脾虚导致的腹痛、腹泻、食欲不振等，常用逆时针摩腹，配合补脾经、补大肠、推三关、揉外劳、揉百会、推上七节骨、捏脊等具有健脾止泻作用的穴位。治疗便秘实证，常用顺时针摩腹，配合清脾经、清大肠、揉膊阳池、揉脐、推下七节骨、退六腑、揉龟尾等具有清热通便作用的穴位。

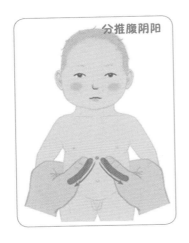
分推腹阴阳

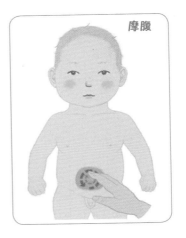
摩腹

小贴士

治泻四大手法为摩腹、揉脐、推上七节骨、揉龟尾。关于摩腹的方向，逆时针摩为补，顺时针摩为泻，往返摩之为平补平泻。实际应用时要根据宝宝所患疾病的虚、实，正确选择使用。

胁　肋

位置：从腋下两胁至天枢穴。

操作：宝宝取坐位，操作者用两手掌自宝宝两腋下搓摩至天枢穴处，称"搓摩胁肋"，也称"按弦走搓摩"。

次数：100~300 次。

作用：顺气化痰，散结消积。

主治：痰涎壅盛，胸闷喘急，食积腹胀，肝脾肿大等实证。

应用：本穴专消有形之实邪。治疗痰多、胸闷等呼吸系统疾病时，要配合揉肺俞、天突、膻中、乳旁、乳根等具有宣肺止咳化痰作用的穴位。治疗食积腹胀，可配合摩腹、揉脐、按揉足三里等。治疗肝脾肿大，则需久久摩之。

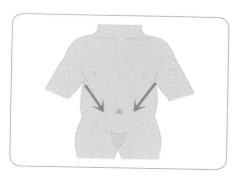
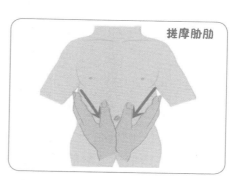
搓摩胁肋

小贴士

"搓摩胁肋（按弦走搓摩）"是小儿推拿复式手法之一，适用于各种实证，对于脾胃虚弱、中气下陷的宝宝要谨慎使用。

天　枢

位置：肚脐旁开2寸。

操作：用食、中二指指腹按揉之，称"揉天枢"。

次数：100~300次。

作用：理气消滞，疏调肠道，化痰止咳。

主治：腹胀，腹痛，腹泻，便秘，厌食，咳嗽，痰多等。

应用：治疗食积导致的腹痛、腹泻，常同时按揉脐与双侧天枢穴，并配合清大肠、顺时针摩腹、顺运内八卦等。治疗咳嗽、痰喘，常配合清肺经、掐揉五指节等。

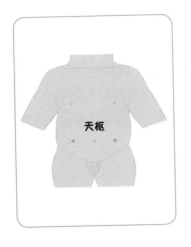

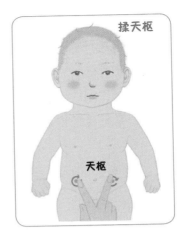

脐

位置：位于肚脐。

操作：用指腹或掌根揉之，称"揉脐"；用四指指腹或手掌摩之，称"摩脐"。

次数：揉 100~300 次，摩约 5 分钟。

作用：温阳散寒，健脾和胃，消食导滞。

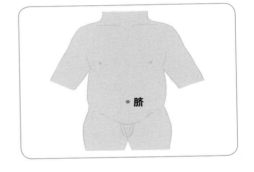

主治：腹胀，腹痛，腹泻，便秘，痢疾，呕吐，厌食，疳积，脱肛，疝气等。

应用：治疗受寒所致的腹痛、肠鸣，常使用逆时针摩揉脐，配合补脾经、揉一窝风、揉外劳、推三关、拿肚角、揉脾俞、揉胃俞、揉足三里穴等。治疗腹胀、便秘实证，可用顺时针揉脐，配合清脾经、清大肠、运内八卦、揉膊阳池、退六腑、搓摩胁肋、推下七节骨等具有清热理气通便作用的手法。平补平泻摩揉脐，可用于治疗宝宝先天不足、后天失调，或乳食积滞，对宝宝日常保健有效。

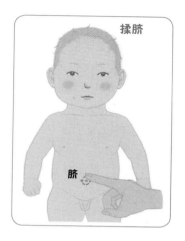

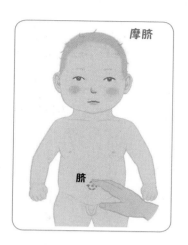

小贴士

　　逆时针摩或揉脐为补，顺时针摩或揉之为泻，往返摩或揉之为平补平泻。

丹　田

　　位置： 在小腹部，当脐下 2.5 寸。

　　操作： 用掌摩之，称"摩丹田"；用拇指或中指指腹揉之，称"揉丹田"；用指端按之，称"按丹田"。

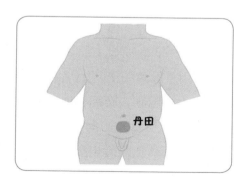

　　次数： 摩 2~3 分钟，揉 100~300 次，按约 1 分钟。

　　作用： 温阳散寒，助膀胱气化，利尿。

　　主治： 小腹胀痛，便秘，腹泻，癃闭，遗尿，脱肛，疝气，先天发育不足等。

应用：主要用于先天不足之虚证，常配合补肾经、揉外劳、推三关等。治疗癃闭，可配合清小肠、揉小天心、推箕门、揉三阴交等。治疗遗尿，常配合补肺经、补脾经、补肾经、揉外劳、推三关、按揉百会、捏脊等。

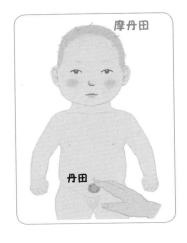
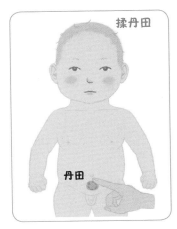

肚　角

位置：脐下2寸，旁开2寸处。

操作：宝宝仰卧，操作者用拇、食、中指向穴位深处做一推一拉的拿捏动作，称"拿肚角"；用两手指端按揉之，称"按揉肚角"。

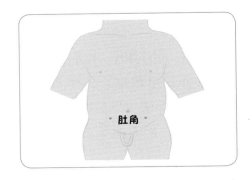

次数：拿3~5次，按揉30~50次。

作用：健脾和胃，止泻止痛。

主治：腹胀，腹痛，泄泻，痢疾等。

应用：拿肚角是止腹痛的要法，对由受寒、伤食等原因导致的腹痛均有良好的止痛效果，常配合揉一窝风、推三关、摩腹等。

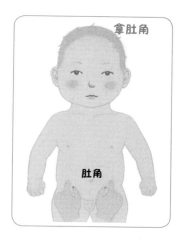

拿肚角

肚角

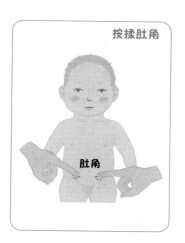

按揉肚角

肚角

小贴士

本手法刺激性较强，建议放在其他手法操作之后使用，以免宝宝哭闹，影响推拿治疗。

气　海

位置： 在腹中线上，当脐下 1.5 寸。

操作： 用拇、食或中指指腹揉之，称"揉气海"；用拇、食或中指端按之，称"按气海"。

次数： 揉 100~300 次，按约 1 分钟。

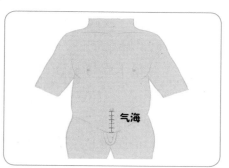

气海

作用： 散寒止痛，降气化痰。

主治： 腹痛，腹泻，痰涎壅盛，胸膈不利等。

应用： 本穴为止腹痛要穴，尤其对虚寒腹痛效果更佳。治疗肠痉挛、肠道功能紊乱导致的腹痛，常配伍按揉大肠俞、足三里等穴。治疗胸膈不利、痰涎壅肺者，多与运内八卦、揉肺俞等合用。

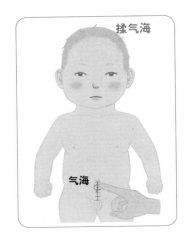
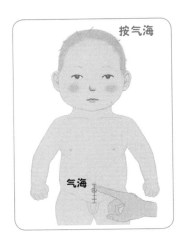

 小贴士

从脐到耻骨联合为 5 寸。

关 元

位置：在腹中线上，当脐下 3 寸。

操作：用拇、食、中指指腹或掌按揉之，称"按揉关元"；用艾条灸之，称"灸关元"。

次数：揉 100~300 次，艾灸 3~5 分钟。

作用：温肾壮阳，培补元气。

主治：一切虚证，如虚寒腹痛，腹泻，痢疾，遗尿，五迟，五软，脱肛等。

应用：治疗各种虚寒性疾病时，多与补肾经、按揉足三里穴配合使用。治疗遗尿、脱肛等清阳不升导致的疾病时，常配合补脾经、补肺经、揉外劳、推三关、揉百会、擦脾胃区、擦督脉、捏脊等具有升阳举陷作用的手法。本穴还可用于日常保健，配合灸法效果更佳。

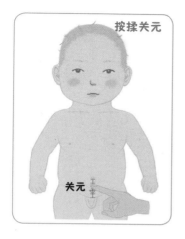

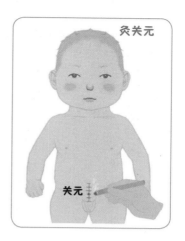

三、腰背部穴位

肩　井

位置： 在大椎和肩峰连线的中点，前直乳头。

操作： 用拇指与食、中二指相对用力提拿本穴，称"拿肩井"；用拇指指腹按之，称"按肩井"。

次数： 拿3~5次，按约1分钟。

作用： 发汗解表，疏调气血。

主治： 发热无汗，颈项强痛，肩臂疼痛，抬举受限等。

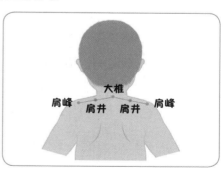

应用： 治疗外感发热、无汗、项强等，常与四大手法、拿风池等合用。治疗颈肩臂痛，常加病变局部穴位。

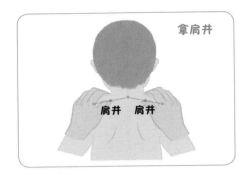

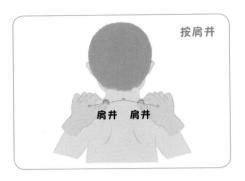

小贴士

拿肩井常作为按摩的结束手法，又称"总收法"。

大　椎

位置： 在后正中线上，当第 7 颈椎棘突下。

操作： 用拇指或中指指腹按揉之，称"按揉大椎"；用双手拇、食指将穴周皮肤捏起，向大椎穴挤去，称"捏挤大椎"；食、中二指屈曲，蘸水后在穴位上提拧，称"拧大椎"。

次数： 按揉 30~50 次，捏挤或拧至皮肤充血或局部紫红瘀斑为度。

作用： 清热解表，通经活络。

主治： 感冒发热，头项强痛，咳嗽气喘，百日咳等。

应用： 用于治疗感冒发热、头项强痛时，常用按、揉大椎的方法，可

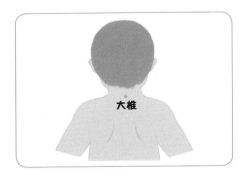

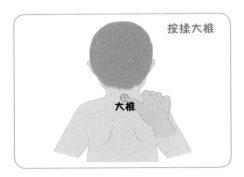

以配合"四大手法"等具有发汗解表作用的操作。治疗百日咳时，多用提拿法。捏挤法刺激量较强，多用于治疗热病重证。

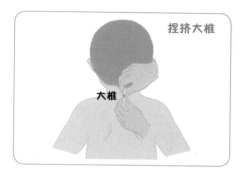

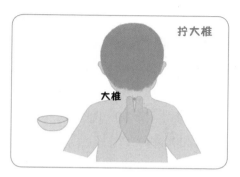

风　门

位置： 在第 2 胸椎棘突下，前正中线旁开 1.5 寸。

操作： 用食、中指指腹揉之，称"揉风门"。

次数： 30~50 次。

作用： 发汗解表，宣肺止咳。

主治： 风寒感冒，咳嗽气喘，鼻塞流涕，项背疼痛，潮热盗汗等。

应用： 用于外感风寒、咳嗽气喘时，常与"四大手法"、清肺经、揉二扇门、推揉膻中、拿风池、揉肺俞等穴配合使用。当出现鼻塞时，可配合揉迎香。治疗项背疼痛，常与揉肺俞、拿肩井、擦膀胱经、拿委中、拿承山、拿昆仑等合用。治疗潮热盗汗时，多与补肾经、揉二马、分手阴阳等合用。

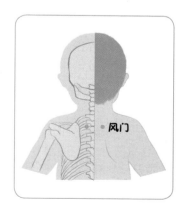

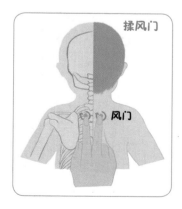

肺　俞

位置：在第 3 胸椎棘突下，前正中线旁开 1.5 寸。

操作：用两拇指或食、中指指腹揉之，称"揉肺俞"；用两拇指指腹分别沿肩胛骨内缘由上而下做分推动作，称"分推肩胛骨"。

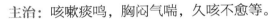

次数：揉 50~100 次，分推 100~200 次。

作用：益肺气，补虚损，止咳嗽。

主治：咳嗽痰鸣，胸闷气喘，久咳不愈等。

应用：用于治疗呼吸系统疾病时，揉肺俞常与推肺经、揉膻中等合用。治疗肺热咳嗽，常与清肺经、清胃经、清天河水、逆运内八卦、搓摩胁肋、分推肩胛骨等合用。治疗久咳不愈的肺虚喘咳证，宜加补脾经。治疗气阴两伤之久咳，可配合补肾经、揉二马等。

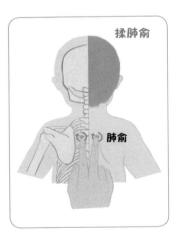

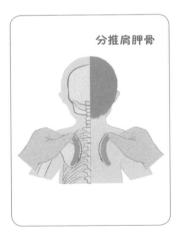

脾　俞

位置：在第 11 胸椎棘突下，前正中线旁开 1.5 寸。

操作：用食、中指或两拇指指腹揉之，称"揉脾俞"。

次数：50~100次。

作用：健脾和胃，消食止痛。

主治：腹胀，腹泻，恶心，呕吐，厌食，疳积，四肢乏力，肌肉瘦削，慢惊风等。

应用：治疗脾胃虚弱、食积内伤所致消化不良、腹泻等症，多用轻手法长时间按揉本穴，并配合推脾经、摩腹、按揉足三里、捏脊等。

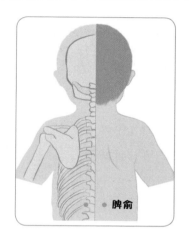

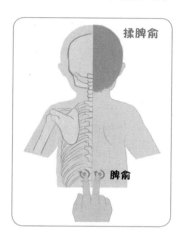

胃　俞

位置：在第12胸椎棘突下，前正中线旁开1.5寸。

操作：用食、中指或两拇指指腹揉之，称"揉胃俞"；按之，称"按胃俞"。

次数：揉50~100次，按约1分钟。

作用：健脾和胃，理气降逆。

主治：胃脘疼痛，腹胀腹泻，恶心呕吐，消化不良等。

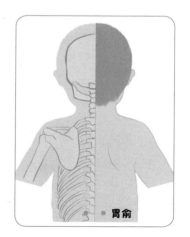

应用：用于胃失和降导致的胃脘疼痛、腹胀、呕吐等症，常与横纹推向板门、摩腹等合用。对于慢性腹泻、消化不良等症，多与推脾经、按揉足三里等合用。

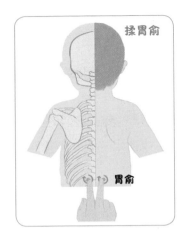
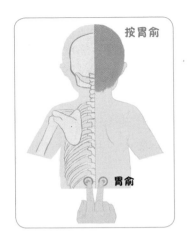

肾 俞

位置：在第 2 腰椎棘突下，前正中线旁开 1.5 寸。

操作：用食、中指或两拇指指腹揉之，称"揉肾俞"。

次数：50~100 次。

作用：补肾益气，滋阴壮阳。

主治：少腹痛，久泻，虚性便秘，遗尿，气喘，下肢痿软无力，脑瘫等。

应用：治疗肾虚腹泻、阴虚便秘、潮热盗汗，或下肢痿软无力、先天发育不足、脑瘫时，常与补脾经、补肾经、揉二马、推三关、揉丹田、捏脊等合用。治疗肾不纳气之喘嗽，可与揉肺俞、推脾经合用。

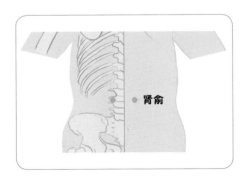
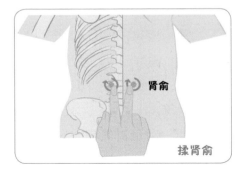

腰　眼

位置：在第4腰椎棘突下，前正中线旁开3.5寸。

操作：用食、中指或两拇指指腹揉之，称"揉腰眼"。

次数：20~30次。

作用：通经活络。

主治：下肢痿痹。

应用：常配合按揉委中、承山等下肢穴位。

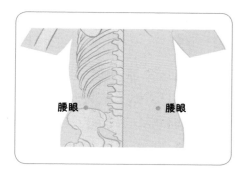

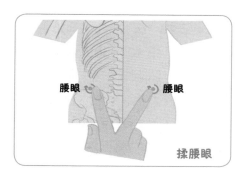

龟　尾

位置：在尾骨端。

操作：用拇指或中指端揉之，称"揉龟尾"；用拇指指腹旋推之，称"旋推龟尾"。

次数：100~300次。

作用：调理大肠。

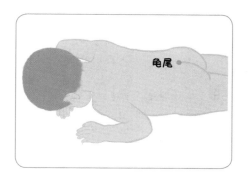

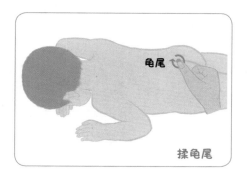

主治：腹泻，便秘，痢疾，脱肛，遗尿等。

应用：揉龟尾能调摄督脉气机，调理肠道功能，治疗腹泻时，多与摩腹揉脐、推上七节骨合用。治疗便秘时，则常配摩腹揉脐、推下七节骨。

脊　柱

位置：在背部，大椎至龟尾呈一直线。

操作：用食、中指指腹自上而下直推，称"推脊"；双手拇指与食、中二指相对，自下而上做捏法，称"捏脊"；每捏3下，将脊背肌肉上提1下，称"捏三提一法"。

次数：推100~300次，捏3~7次。

作用：调阴阳，理气血，和脏腑，通经络，培元气，壮身体，清热解表。

主治：发热，咳嗽，腹泻，便秘，呕吐，疳积，惊风，夜啼等。

应用：治疗发热，可用推脊，加清胃经、清肺经、退六腑、清天河水及"四大手法"等。治疗脾虚型腹泻，可用捏脊，加补脾经、补大肠、摩腹揉脐（补）。

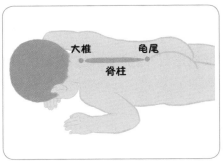

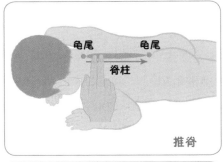

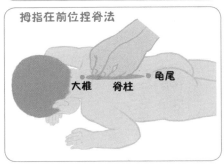

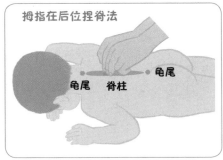

> **小贴士**
>
>   捏脊法是按摩保健的主要手法之一，因其适用于治疗小儿疳积证，故又名"捏积法"，可配合补脾经、摩腹、揉足三里等，用于小儿按摩保健。此法还可用于某些成人疾病的治疗，如失眠、胃肠功能紊乱、月经不调等。在操作时，可根据不同病情，重提或按揉相应背部穴位，以加强疗效。如治疗消化系统疾病时，可在脾俞（第11胸椎棘突下，旁开1.5寸）、胃俞（第12胸椎棘突下，旁开1.5寸）处重提。
>
>   捏脊之前可先轻轻按摩背部，使肌肉放松。

七节骨

位置：第4腰椎至尾骨端呈一直线。

操作：用拇指桡侧面或食、中指指腹自下而上推之，称"推上七节骨"；自上而下推之，称"推下七节骨"。

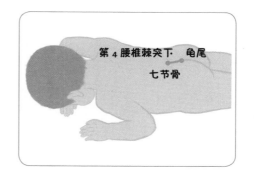

次数：100~300次。

作用：温阳止泻，清热通便。

主治：腹泻，腹痛，便秘，痢疾，脱肛，高热等。

应用：推上七节骨能温阳止泻，治疗虚寒腹泻，常与补脾经、补大肠、推三关、揉一窝风、揉百会等合用。推下七节骨能清热通便，治疗肠热便秘，可与清大肠、揉膊阳池、退六腑、搓摩胁肋、摩腹揉脐（泻）合用。治疗高热时，推下七节骨可配合清大肠、清肺经、清胃经、打马过天河、退六腑等。

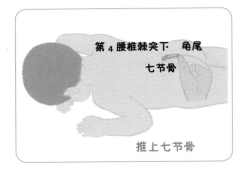

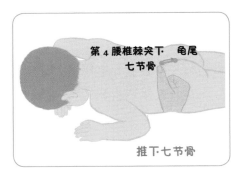

 小贴士

揉脐及龟尾并擦七节骨法，是一组穴位小处方，属于小儿推拿复式手法之一，因其将脐、龟尾及七节骨三穴的相应手法组合起来依次操作，故得名。

四、上肢部穴位

脾　经

位置：在拇指桡侧缘，自指尖到指根呈一直线。

操作：操作者用左手握住宝宝左手，同时以拇、食二指捏住宝宝拇指，使之微屈，用右手拇指自指尖推向指根，称"补脾经"；将宝宝拇指伸直，从指根推向指尖，称"清脾经"；来回推之，称"清补脾经"。

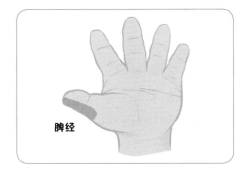

次数：100~500 次。

作用：健脾益气，清热利湿，消食化痰。

主治：脾胃虚弱之肌肉瘦削，食欲不振，消化不良，斑疹隐而不透等；脾胃湿热之黄疸，咳嗽咳痰，口唇干裂，口疮，流涎等；其他脾胃不和导致的疾病如恶心，呕吐，泄泻，便秘，积食等。

应用：治疗脾胃虚弱、气血不足导致的腹泻、食欲不振、消化不良、肌肉瘦削等，用补脾经，并与补大肠、运八卦、推三关、摩腹揉脐（补）、揉足三里、推上七节骨、揉龟尾、捏脊等合用。治疗脾胃湿热导致的黄疸、口舌生疮、流涎、泄泻、痢疾等，用清脾经，并与清胃经、清肺经、清大肠、揉小天心、清天河水、摩腹揉脐（泻）、揉足三里、推下七节骨等合用。清补脾经能够和胃消食、增进食欲，治疗胃脘痞满、纳呆等，常与运八卦、揉板门、分推腹阴阳等合用。

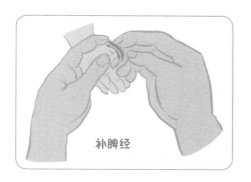

补脾经

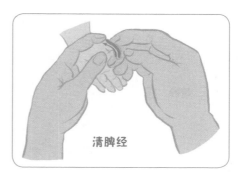

清脾经

小贴士

小儿脾胃虚弱，不宜攻伐太过，一般多用补法，体壮邪实者方可使用清法。若湿热留恋，久而不退，或外感发热兼湿，可用清补脾经，20~30 分钟，至微微汗出。小儿体虚，疹出不透，可补脾经，手法宜快且重，寓补中有泻之意，使隐疹透出。

肝 经

位置：在食指末节螺纹面。

操作：操作者用左手握住宝宝左手，使其手指向上，手掌向外，然后用右手拇指指腹自食指末节横纹起推向指尖，称"清肝经"或"平肝经"；反之为补，称"补肝经"。

次数：100~500 次。

作用：清肝泻火，解郁除烦，息风镇惊。

主治：目赤肿痛，惊风抽搐，发热，五心烦热，口苦咽干，头痛，耳鸣，夜啼等。

应用：治疗目赤肿痛，用清肝经，配合清心经、掐五指节、揉肾纹、清天河水等。治疗慢脾风，如面色黄、毛发竖立、山根青等，用平肝经，配合补脾经、推三关、揉足三里、揉脾胃俞、捏脊等。治疗惊风抽搐、五心烦热等，清肝经多与清心经、掐揉小天心、补肾经、退六腑、揉百会等合用。

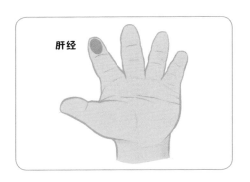

肝经

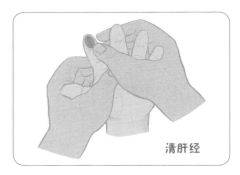

清肝经

🍼 **小贴士**

肝经宜清不宜补，故一般少用或不用"补肝经"。因此补肝养血时，常用补肾经代之，或补后加清肝经法，称为滋肾养肝法。

心　经

位置：手中指末节螺纹面。

操作：用拇指指腹自中指掌面末节横纹向指尖平推，称"清心经"；反之为补，称"补心经"。

次数：100~500 次。

作用：清心泻火，养心安神。

主治：口舌生疮，小便短赤，五心烦热，惊惕不安，心烦失眠，睡卧露睛等。

应用：治疗心火上炎之口舌生疮、目赤肿痛，可用清心经，加清小肠、揉小天心、揉总筋、清天河水等。治疗心热夜啼，用清心经，配合开天门、平肝经、掐揉五指节、捣揉小天心、猿猴摘果等。治疗小便赤涩不利，清心经可与清小肠、揉小天心、推箕门合用。治疗气血不足之心烦失眠、睡卧露睛时，可用补心经，并与补脾经、补肾经、揉二马、推三关等合用。

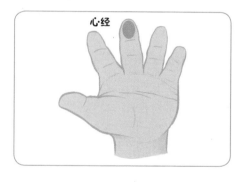
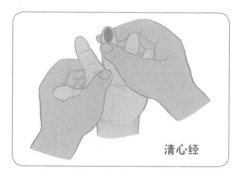

🍼 **小贴士**

心经宜用清法，不宜久用补法。且在应用补法时，要在补后加清，或以补脾经代之，以防扰动心火。此外，清天河水法可以代替清心经。

肺　经

位置：在无名指末节螺纹面。

操作：用拇指指腹自无名指掌面末节横纹向指尖平推，称"清肺经"；反之为补，称"补肺经"。

次数：100~500次。

作用：清肺泻热，补肺化痰。

主治：咳嗽咳痰，胸闷气喘，自汗盗汗，遗尿，脱肛，便秘，麻疹不透等。

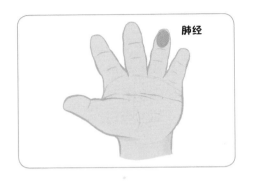

应用：治疗肺热咳嗽，如感冒发热、咳嗽痰鸣、鼻流浊涕等，用清肺经，并与清肝经、运内八卦、清天河水、退六腑、捏脊等合用。治疗肺虚咳喘，伴有少气懒言、面色㿠白、自汗盗汗、遗尿、脱肛、便秘等，用补肺经，配合补脾经、补肾经、运内八卦，按揉天突、膻中、乳根、乳旁、肺俞等止咳化痰穴，再加分推肩胛骨、捏脊等。治疗风热咳嗽、鼻干，用清肺经，配合清天河水、推太阳、捏脊及按揉上述止咳化痰穴。

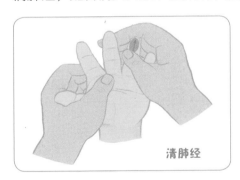

清肺经

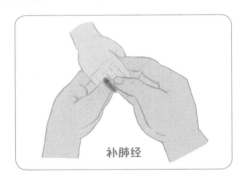

补肺经

肾　经

位置：在小指掌面稍偏尺侧，自小指尖至指根呈一直线。

操作：用拇指指腹自指根向小指尖平推，称"补肾经"；反之，称"清肾经"。

次数：100~500次。

作用：滋阴壮阳，补肾益气，清热利尿。

主治：先天不足，久病体虚，五更泄泻，遗尿，咳嗽喘息，阴虚盗汗，五迟五软，小便淋浊刺痛等。

应用：治疗各种先、后天肾气亏虚导致的疾病，如阴虚盗汗、发育迟缓等，多用补肾经，配合补脾经、揉二马、揉肾顶、推三关、捏脊等。治疗遗尿，补肾经常与补脾经、补肺经、揉外劳、推三关、按揉百会、揉脐、推上七节骨、揉八髎，及艾灸丹田、关元、命门等合用。治疗膀胱湿热之小便赤涩、小儿肾炎等，常用清肾经，配伍清小肠、掐揉小天心、推箕门等。

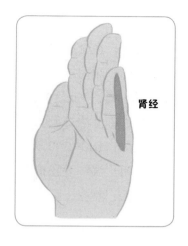

肾经

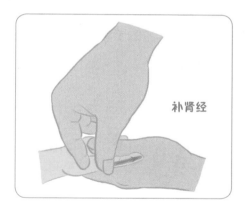

补肾经

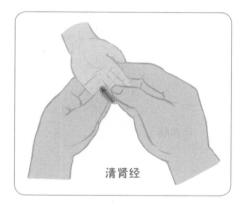

清肾经

小贴士

推脾经、推心经、推肝经、推肺经、推肾经五法，合称"推五经"，专治五脏疾病。临证时，要根据脏腑虚实，或清或补，灵活选用。

大　肠

位置： 在食指桡侧缘，由指尖至指根呈一直线。

操作： 用拇指指腹，自指尖直推至指根，称"补大肠"；反之为清，称"清大肠"；来回推之，称"清补大肠"。

次数： 100~500 次。

作用： 温中涩肠止泻，清热利湿通便。

主治： 腹胀，腹痛，便秘，泄泻，痢疾，脱肛等。

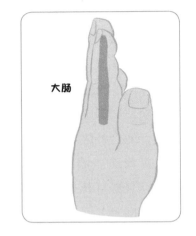

大肠

应用： 治疗腹胀、便秘实证、脱肛实证时，常用清大肠，配合退六腑、揉膊阳池、摩腹揉脐（泻）、推下七节骨、揉龟尾等具有清热通便作用的手法。治疗脾虚腹泻、脱肛虚证时，常用补大肠，配合推三关、揉外劳、揉右端正、板门推向横纹、摩腹揉脐（补）、揉脾俞、揉胃俞、推上七节骨、揉龟尾、捏脊等具有健脾益气作用的手法。

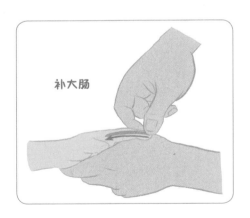

补大肠

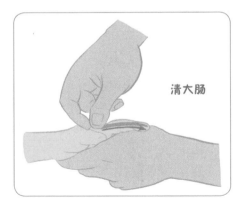

清大肠

小贴士

若出现严重水泻时，宜先利小便，而不要推补大肠，以免止泻过急，造成宝宝呕吐。实际应用中，可以久推大肠治疗痢疾、便秘，约30分钟，能收到较好的效果。对于急性痢疾里急后重者，要先清肺经，待里急后重感减轻或消失，再用补大肠。

小　肠

位置： 在小指尺侧缘，自指尖至指根呈一直线。

操作： 用拇指指腹自指尖向指根平推，称"补小肠"；反之为清，称"清小肠"。

次数： 100~500次。

作用： 清热利尿，滋阴补虚。

主治： 小便赤涩，癃闭，水泻，口舌生疮，午后潮热等。

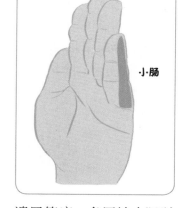

应用： 治疗心热移于小肠导致的小便赤涩、癃闭、泄泻、口舌生疮等，可用清小肠，配合揉小天心、清天河水、摩揉丹田、揉三阴交等。治疗阴虚水亏、下焦虚寒的多尿、遗尿等症，多用补小肠以滋阴补虚。

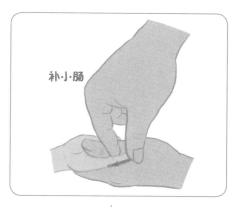

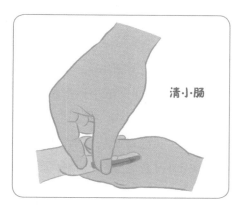

小贴士

小肠多用清法，能清热利尿、泌别清浊，治疗泄泻效果很好。

肾 纹

位置： 在手掌面，小指第2指间关节横纹处。

操作： 用拇指或中指端按揉之，称"揉肾纹"。

次数： 100~500次。

作用： 祛风明目，清热散结。

主治： 目赤肿痛，高热惊厥，热毒内陷，鹅口疮等。

应用： 治疗目赤肿痛，可配合清肝经、清心经、清天河水、退六腑等。治疗鹅口疮、四肢逆冷等，可与清脾经、清胃经、清大肠、清小肠、揉总筋、清天河水、推下七节骨等合用。

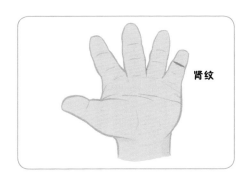

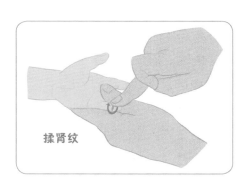

肾 顶

位置： 在小指顶端。

操作： 用拇指或中指指腹按揉之，称"揉肾顶"。

次数： 100~500次。

作用： 收敛元气，固表止汗。

主治： 自汗，盗汗，解颅等。

应用：肾顶穴为止汗要穴。治疗自汗，可配合补脾经、补肺经、推三关、捏脊等益气止汗手法。治疗盗汗，可配合补肺经、补脾经、补肾经、揉二马、揉内劳、揉涌泉、捏脊等滋阴手法。

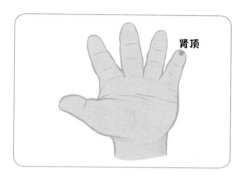

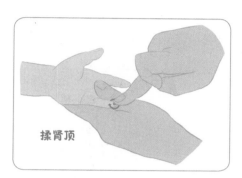

 小贴士

解颅，是以小儿囟门应合不合，反而宽大，颅缝裂解为主要特征的病证，多见于6个月~7岁的小儿。多由小儿先天不足，肾气虚弱，不能生髓养骨，骨之生长受阻；或脾胃虚弱，运化失常，清阳不升等引起。治当补脾益肾，益精填髓。

小横纹

位置：在手掌面，第2至第5掌指关节横纹处。

操作：宝宝四指并拢，操作者用拇指指腹在四指横纹处来回推之，称"推小横纹"；用拇指指甲依次掐各穴，继以揉之，称"掐小横纹"。

次数：推100~300次，掐3~5次。

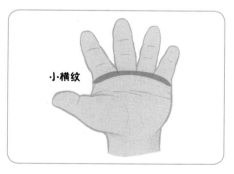

作用：退热，消胀，散结。

主治：腹胀，便秘，口唇干裂，口疮，发热，咳喘，烦躁等。

应用：治疗脾胃湿热导致的腹胀、口唇干裂，加清脾经、清胃经、清大肠、揉总筋、运八卦、清天河水、摩腹等清脾胃湿热的手法。治疗小儿咳喘、肺部干性啰音久不消失者，可与揉二马、清肺经等同用。

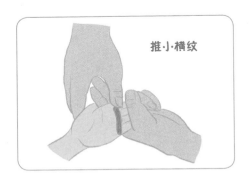

推·小·横纹

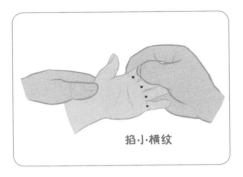

掐·小·横纹

四横纹

位置：在手掌面，第2至第5指第1指间关节横纹处。

操作：以拇指指腹在四横纹穴左右推之，称"推四横纹"；以拇指指甲依次掐之，继以揉之，称"掐四横纹"。

次数：推100~300次，掐3~5次。

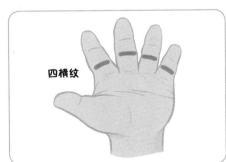

四横纹

作用：调和气血，散结消胀。

主治：疳积，腹胀，腹痛，消化不良，惊风，气喘，口唇干裂等。

应用：治疗胸闷痰喘，多与推肺经、运八卦、推膻中等合用。治疗消化不良、食积内停等，可与推脾经、揉板门、捏脊等合用。治疗营养不良、泄泻、疳积等。

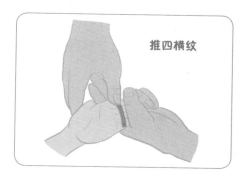

推四横纹

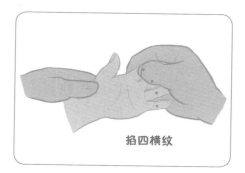

招四横纹

 小贴士

中医学认为"无积不成疳","积为疳之母"。推四横纹可与补脾经、摩腹、捏脊等合用治疗疳积时可以用毫针或三棱针点刺四横纹，并挤出淡黄色黏液或血水，称"刺积法"；或用刀割破穴位处的皮肤，挤出血水，称"割积法"。

掌小横纹

位置： 在手掌面，当小指根下，尺侧掌纹头。

操作： 用拇指或中指指端按揉之，称"揉掌小横纹"。

次数： 100~500 次。

作用： 清热散结，化痰止咳。

主治： 痰壅喘咳，腹胀，厌食，口舌生疮，流涎等。

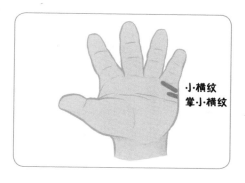

小·横纹
掌小·横纹

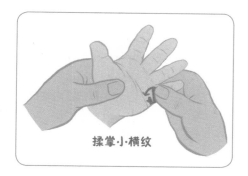

揉掌小·横纹

应用：治疗咳喘伴湿性啰音久不消失者，可与清肺经、揉二马、揉膻中、分推肩胛骨、揉肺俞等清热化痰止咳合用。治疗口疮、流涎等症，可与清脾经、清胃经、揉总筋、清天河水等合用。

板　门

位置：在手掌大鱼际平面。

操作：操作者用左手托住宝宝左手，用右手拇指或食指在大鱼际平面的中点处做揉法，称"揉板门"或"运板门"。操作者用右手拇指指腹自宝宝拇指根推向腕横纹，称"板门推向横纹"；从腕横纹推向拇指根，称"横纹推向板门"。

次数：推、揉各 100~300 次。

作用：健脾和胃，消食化积，除腹胀，止吐泻。

主治：乳食内伤，食欲不振，腹胀腹痛，恶心呕吐，气喘，泄泻等。

应用：用于乳食积滞、腹胀嗳气，运板门可与补脾经、运八卦、摩中

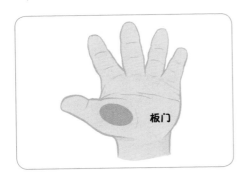

板门

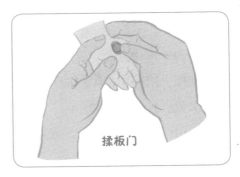

揉板门

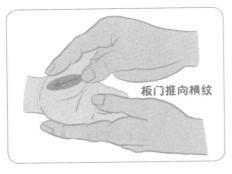

板门推向横纹

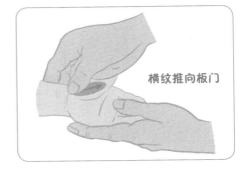

横纹推向板门

脘、揉足三里等消食助运手法同用。治疗各种腹泻，可用板门推向横纹，配合揉左端正、补大肠等。治疗呕吐，可用横纹推向板门，配合揉右端正、分推腹阴阳、推天柱骨等。

小贴士

　　板门推向横纹，主要用于止泻；横纹推向板门，主要用于止呕吐。

胃　　经

　　位置： 在大鱼际桡侧，赤白肉际处。

　　操作： 用拇指或食指指腹自掌根推向拇指根，称"清胃经"；反之为补，称"补胃经"。

　　次数： 100~500 次。

　　作用： 清胃泻火，消食和胃，降逆止呕，除烦止咳。

　　主治： 恶心呕吐，烦渴善饥，腹胀便秘，呃逆嗳气，吐血衄血，口臭，牙痛等。

　　应用： 治疗腹胀、便秘、呕吐等实证，可用清胃经、清脾经、清大肠、

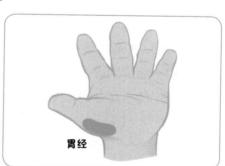

胃经

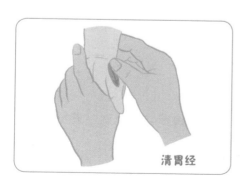

清胃经

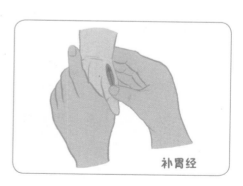

补胃经

横纹推向板门、分推腹阴阳等。治疗发热不恶寒的气分热证，可用清胃经、清肺经、退六腑、清天河水、推下七节骨等。补胃经能健脾胃、助运化，常与补脾经、揉中脘、摩腹等配合使用。

内劳宫

位置：在手掌心，握拳时当中指指尖下。

操作：用拇指指甲掐揉之，称"掐揉内劳宫"；用中指端作运法，称"运内劳宫"。

次数：掐3~5次，揉、运100~300次。

作用：清热除烦，凉血息风。

主治：阴虚内热，口舌生疮，便血，烦渴，齿龈糜烂等。

应用：治疗阴虚内热之低热、盗汗、消瘦、便血、齿龈糜烂等，可与揉二马、掐揉小天心、清天河水、揉涌泉等同用。

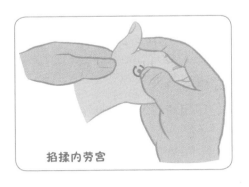

掐揉内劳宫

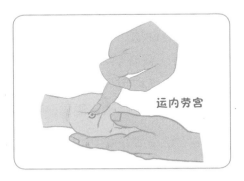

运内劳宫

小贴士

内劳宫为清热除烦的效穴，按摩时可在内劳宫穴处滴一滴凉水，按揉的同时用口吹气，则清热之力更强。

小贴士

"水底捞明月"是记载于《幼科推拿秘书》的十三大手法之一，为退热必用之法。"水底"即小指边，"捞明月"即从小指边推至内劳宫。操作者用拇指自小指根处推至掌根，然后至内劳宫穴处轻轻拂起，如捞物之状。

小天心

位置： 在掌根，大、小鱼际交界处凹陷中。

操作： 用拇指或中指端揉之，称"揉小天心"；用拇指指甲掐之，称"掐小天心"；用中指指尖或屈曲的指间关节捣之，称"捣小天心"。

次数： 揉 100~300 次，掐、捣各 10~20 次。

作用： 清热，镇惊，利尿，明目。

主治： 口舌生疮，目赤肿痛，吐弄舌，惊风抽搐，夜啼，小便短赤，癃闭等。

应用： 治疗心火上炎之口舌生疮、目赤肿痛、吐弄舌等，揉小天心可与清心经、清小肠、清肝经、揉肾纹、揉总筋、退六腑、清天河水等合用。治疗惊恐夜啼，可用捣揉小天心，配合清肝经、掐揉五指节、开天门、猿猴摘果等。治疗小便短赤、癃闭等，揉小天心可与清小肠、摩、揉、按丹田、推箕门等合用。治疗惊风所致目睛斜视，可用捣小天心。向离心方向

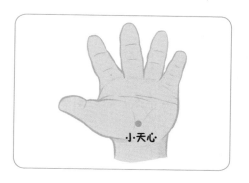

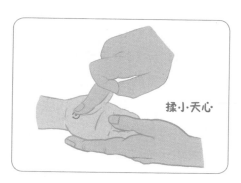

捣为下捣，向向心方向捣为上捣，向身体右侧捣为右捣，向身体左侧捣为左捣。其中上视下捣，下视上捣，左视右捣，右视左捣。

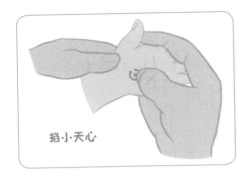

掐·小·天心

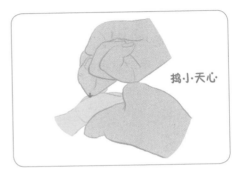

捣·小·天心

内八卦

位置： 在手掌面，以掌心（内劳宫穴）为圆心，以圆心到中指根横纹距离的 2/3 为半径，画一圆圈，内八卦即在此圈上。内八卦分布：对小天心者为坎，对中指者为离，由离至坎的半圆中点处，拇指侧为震，小指侧为兑，共 8 个方位，依次为：乾、坎、艮、震、巽、离、坤、兑。

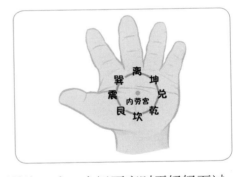

操作： 用拇指指腹自乾顺时针运至兑为一次，在运至离时需轻轻而过，称"顺运内八卦"或"运内八卦"；从兑逆时针运至乾，称"逆运内八卦"。小儿纯阳之体，心火旺盛，而离卦居南方，属心，故一般不推，或仅轻轻拂过，以免扰动心火。

次数： 运 100~500 次，掐运 7~14 次，揉 100~200 次。

作用： 宽胸理气，止咳化痰，行滞消食，降气平喘。

主治： 胸闷气喘，咳嗽痰多，腹胀腹泻，食欲不振，恶心呕吐，发热恶寒，惊惕不安等。

应用： 治疗胸闷胸痛；咳嗽痰喘等，采用顺运内八卦，配合揉天突、推揉膻中、揉乳根、揉乳旁、分推肩胛骨、飞经走气、清肺经等宣肺理气、止咳化痰。治疗肺气上逆、咳喘甚，属实证者，采用逆运内八卦，加搓摩胁肋、分推肩胛骨、推桥弓等穴。

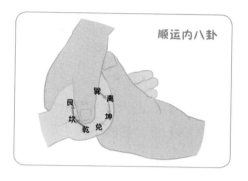

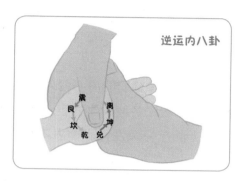

小贴士

除顺运内八卦、逆运内八卦以外，尚有分运内八卦。

乾震顺运：自乾经坎、艮，掐运至震，功能安魂；

巽兑顺运：自巽经离、坎，掐运至兑，功能定魂；

离乾顺运：自离经坤、兑，掐运至乾，功能止咳；

坤坎顺运：自坤经兑、乾，掐运至坎，功能清热；

坎巽顺运：自坎经艮、震，掐运至巽，功能止泻；

巽坎逆运：自巽经震、艮，掐运至坎，功能止呕；

艮离顺运：自艮经震、巽，掐运至离，功能发汗；

水火既济：在坎与离间来回推运，功能安眠；

揉艮宫：用指腹揉运艮宫，功能健脾消食。

总　筋

位置：在腕横纹中点处。

操作：用拇指或中指指端揉之，称"揉总筋"；用拇指指甲掐之，称

"掐总筋"。

次数：揉 100~300 次，掐 3~5 次。

作用：清心泻火，息风止痉。

主治：口舌生疮，牙痛，夜啼，惊风抽搐等。

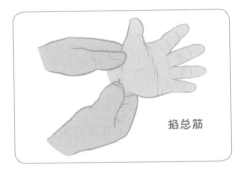

应用：揉总筋能清心泻火、通经散结，治疗各种火热之症，常与清心经、清小肠、清天河水等清热方法同用。治疗惊风发作、神志不清时，可配合掐十宣、捣揉小天心、揉百会等。

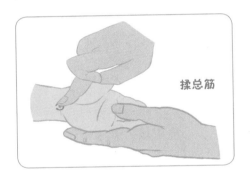

大横纹

位置：仰掌，在掌后横纹处。

操作：用两拇指自总筋向两旁分推，称"分推大横纹"，又称"分手阴阳"；自两旁向总筋合推，称"合手阴阳"。

次数：30~50 次。

作用：调和阴阳，行滞消食，化痰散结。

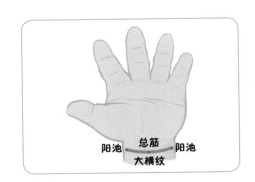

主治：寒热往来，身热烦躁，腹泻，呕吐，食积，惊风抽搐，痰壅喘

嗽等。

应用：治疗寒热往来、以热为主，可用分手阴阳，重分阴池；治疗寒热往来、以寒为主，可用分手阴阳、重分阳池。治疗痰黏稠难咳，用合手阴阳，加推八道、推揉膻中等。

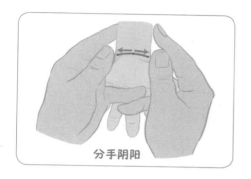

分手阴阳

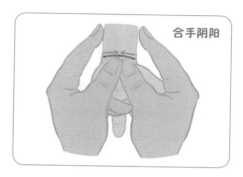

合手阴阳

老 龙

位置：在中指指甲后 1 分许。

操作：用拇指指甲掐之，称"掐老龙"。

次数：3~5 次，或醒后即止。

作用：开窍醒神。

主治：昏迷不醒，高热抽搐等。

应用：老龙主要用于急救，如急惊风、高热抽搐、不省人事等，常与掐人中、拿精宁、威灵、掐十宣等合用。

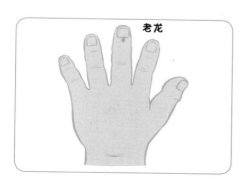

老龙

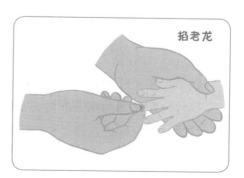

掐老龙

小贴士

在治疗急惊暴死，不省人事时，掐之知痛有声者易治，不知痛而无声者则难治。

十　宣

位置： 在手十指尖端，距指甲游离缘 0.1 寸，双手共 10 穴。

操作： 用拇指指甲依次掐之，称"掐十宣"。

次数： 3~5 次，或醒后即止。

作用： 开窍醒神，清热。

主治： 高热，惊风抽搐，昏厥，烦躁不安，两目上视等。

应用： 十宣主要用于急救，常与掐人中、掐老龙、掐少商等合用。也可用三棱针点刺放血。

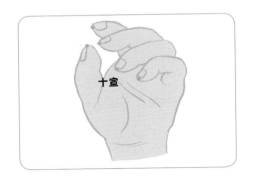

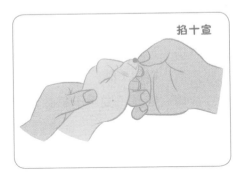

二扇门

位置： 在手背，中指本节两旁陷中。

操作： 用两拇指指端或食、中指指端揉之，称"揉二扇门"；用两拇指指甲掐之，继以揉之，称"掐二扇门"。

次数： 揉 100~500 次，掐 3~5 次。

作用： 发汗透表，退热平喘。

主治：风寒感冒，发热无汗，痰喘气粗，急惊风等。

应用：治疗风寒感冒表实证，揉二扇门常与四大手法、黄蜂入洞、拿风池、推三关等合用。治疗惊风抽搐，掐二扇门可与掐五指节、掐老龙等合用。

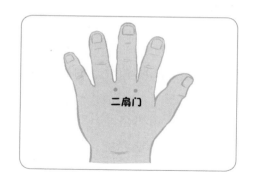

二扇门

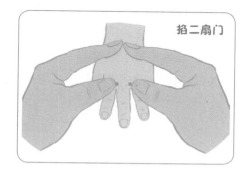

掐二扇门

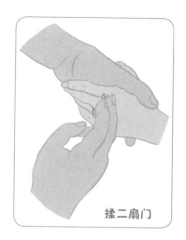

揉二扇门

小贴士

二扇门性温，发散之力较强，容易耗伤阳气，故对体虚宝宝应慎用。必须要用时，应先用补脾经、补肾经、揉肾顶等固表，再用汗法，且操作时要稍用力，速度宜快。

二马（上马、二人上马）

位置：在手背，当无名指及小指掌指关节后凹陷中。

操作：用拇指指甲掐之，继以揉之，称"掐二马"或"掐上马""掐二人上马"；用拇指或中指揉之，称"揉二马"或"揉上马""揉二人上马"。

次 数：掐 3~5 次，揉 100~500 次。

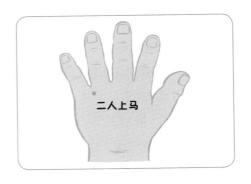

作用：滋阴补肾，利水通淋，顺气散结。

主治：潮热盗汗，久病体虚，睡时磨牙，小便赤涩，消化不良，气短喘粗等。

应用：本穴为滋阴补肾的要穴，常与其他具有补益作用的穴位同用。治疗潮热盗汗等肾阴不足证，可与补肺经、补脾经、补肾经、运内劳、清天河水、揉涌泉、捏脊等合用。治疗体虚伴有肺部干性啰音者，可配合揉小横纹；伴有湿性啰音时，可配合揉掌小横纹。

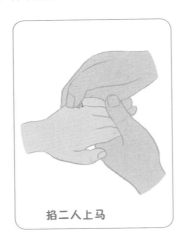

掐二人上马

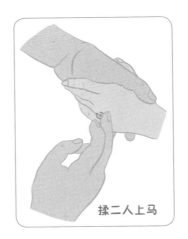

揉二人上马

五指节

位置：在掌背，当第 1 至第 5 指第 1 指间关节横纹处。

操作：用拇指指甲掐之，称"掐五指节"；用拇、食指揉搓，称"揉五指节"。

次数：掐3~5 次，揉搓30~50 次。

作用：安神镇惊，祛风化痰，开窍醒神。

主治：惊风抽搐，咳嗽痰涎，惊惕不安，口眼㖞斜等。

应用：治疗惊风抽搐、惊惕不安等，常与清肝经、掐老龙合用。治疗咳嗽痰涎，多与运八卦、推揉膻中等合用。治疗小儿夜啼，可加捣揉小天心。揉五指节可以治疗扭挫伤引起的关节肿痛、屈伸不利，并可增强宝宝智力，用于小儿保健。

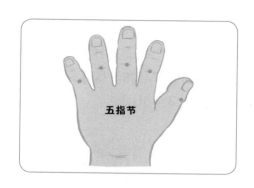

五指节

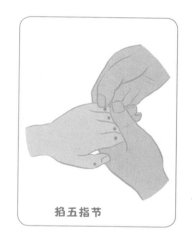

掐五指节

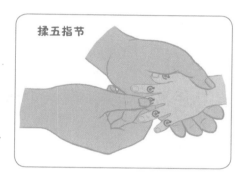

揉五指节

外劳宫

位置：在手背，与内劳宫相对处。

操作：用拇指或中指端揉之，称"揉外劳宫"；用拇指指甲掐之，称"掐外劳宫"。

次数：揉 100~300 次，掐 3~5 次。

作用：温阳散寒，升阳举陷，发汗解表。

主治：畏寒肢冷，腹痛肠鸣，滑泻，痢疾，遗尿，脱肛，风寒感冒，

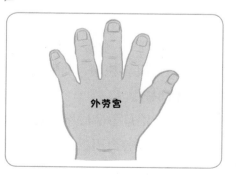

外劳宫

鼻塞流涕，咳嗽气喘等。

应用：治疗受寒导致的肠鸣腹痛，可与补脾经、补大肠、揉一窝风、摩腹揉脐、拿肚角、揉足三里等合用。治疗久泻脱肛，多与补脾经、补肾经、揉二马合用。

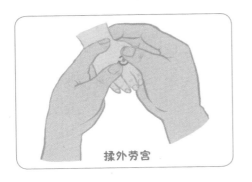

揉外劳宫

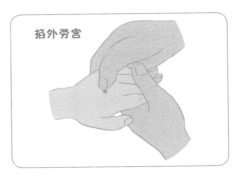

掐外劳宫

 小贴士

外捞宫穴性温，能治一切寒证，外感、内伤皆宜。

精　宁

位置：在手背，当第4、5掌骨间歧缝中。

操作：用拇指指甲掐之，称"掐精宁"；揉之，称"揉精宁"。

次数：掐3~5次，揉100~500次。

作用：行气、化痰、散结。

主治：痰食积聚，气吼痰喘，惊厥，疳积等。

应用：治疗急惊昏厥，常与掐威灵、掐老龙等合用。治疗气吼痰喘、痰食积聚等，多与补脾经、揉膻中、摩腹、揉肺俞、捏脊等合用。

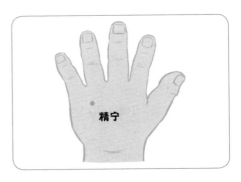

精宁

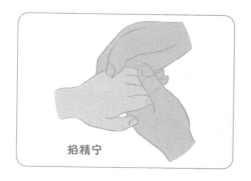

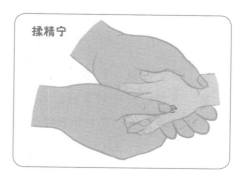

威　灵

　　位置：在手背，当第 2、3 掌骨间歧缝中。

　　操作：用拇指指甲掐之，继以揉之，称"掐威灵"。

　　次数：3~5 次。

　　作用：开窍醒神，息风镇惊。

　　主治：急惊暴死，昏迷不醒等。

　　应用：用于急救，常与掐精宁、掐五指节、掐十宣等合用。

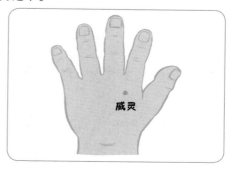

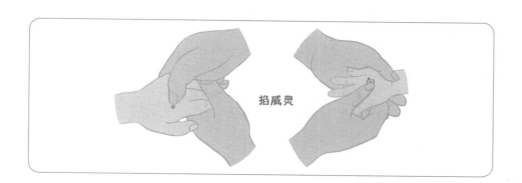

小贴士

　　精宁与威灵两穴常联合使用，有开窍醒神之功，可治疗急惊昏厥。若掐之有声则易治，无声则难治。因此二穴行气消坚之力较强，故体虚者慎用，或与补脾经、补肾经等合用，以免元气受损。

左端正

　　位置： 在中指桡侧，当指甲根旁1分许。

　　操作： 用拇指指甲掐之，称"掐左端正"；揉之，称"揉左端正"。

　　次数： 掐3~5次，揉50~100次。

　　作用： 升提中气，止泻止痢。

　　主治： 水泻，痢疾，惊风，眼右斜视等。

　　应用： 治疗痢疾、水泻，多与补脾经、推大肠合用。治疗惊风、眼右斜视等，常用掐法。

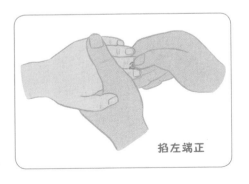

掐左端正

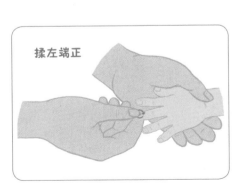

揉左端正

右端正

位置： 在中指尺侧，当指甲根旁 1 分许。

操作： 用拇指指甲掐之，称"掐右端正"；揉之，称"揉右端正"。

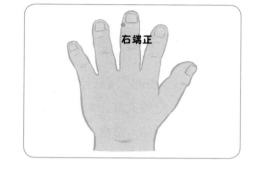

右端正

次 数： 掐 3~5 次，揉 50~100 次。

作用： 降逆止呕，镇惊，止血。

主治： 呕吐，鼻出血，惊风，眼左斜视等。

应用： 治疗胃气上逆之恶心呕吐，常与运八卦、横纹推向板门、推脾经等合用。用于小儿惊风，常与清肝经、掐老龙等配伍。治疗眼左斜视，及用于急救时可用掐法。

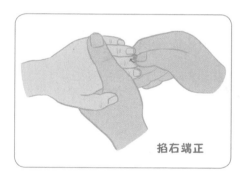

掐右端正

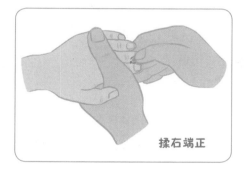

揉右端正

小贴士

当宝宝流鼻血时，可用细绳由中指第 3 节横纹起，扎至指端，不可过紧，扎好后让宝宝静卧，可有效止血，如无好转，需及时就医。

合 谷

位置： 在手背，当第 1、2 掌骨之间，第 2 掌骨桡侧中点。

操作： 操作者以左手握宝宝左手，使其手掌拇指侧在上，再以右手拇指指甲掐之，继以揉之，称"掐揉合谷"。

次数： 10~20 次。

作用： 清热发汗，通络止痛。

主治： 发热无汗，头项强痛，目赤肿痛，齿咽疼痛，口眼㖞斜，口舌生疮，口噤不开，腹痛，上肢痿痹等。

应用： 治疗发热无汗，头项强痛等，可配合推肺经、揉太阳、拿风池等。治疗头面部及上肢痿痹时，多配伍阿是穴。

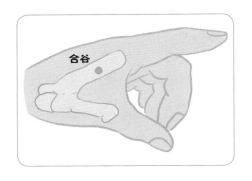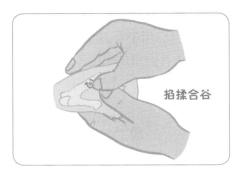

外八卦

位置： 在掌背，当外劳宫周围，与内八卦相对处。

操作： 用拇指做顺时针掐运，称"运外八卦"。

次数： 100~300 次。

作用： 宽胸理气，通滞散结。

主治： 胸闷，腹胀，便秘等。

应用： 治疗胸闷、腹胀、便秘时常与摩腹、推揉膻中、搓摩胁肋等合用。

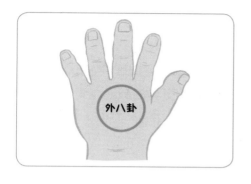

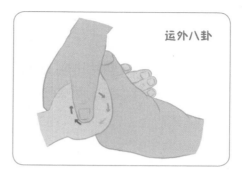

少 商

位置： 在拇指桡侧，距指甲角 0.1 寸。

操作： 用拇指指甲重掐之，称"掐少商"。

次数： 5~20 次。

作用： 清热利咽，开窍醒神。

主治： 发热，咽喉肿痛，咳嗽咳痰，神志不清，心烦等。

应用： 治疗发热、咳嗽、咽喉肿痛等，可与清肺经、推天柱骨等合用。治疗神昏、癫狂等症，多与掐人中同用。

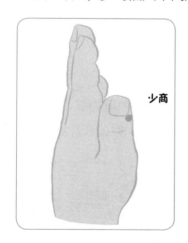

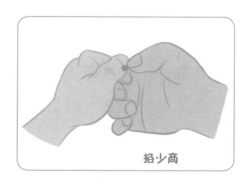

商 阳

位置： 在食指桡侧，距指甲角 0.1 寸。

操作： 用拇指指甲重掐之，称"掐商阳"。

次数：5~20 次。

作用：清热利咽。

主治：发热，咽喉肿痛，耳鸣耳聋，口干，喘咳，面肿等。

应用：治疗发热、咽喉肿痛、耳鸣耳聋时，可与清肺经、清天河水等合用。

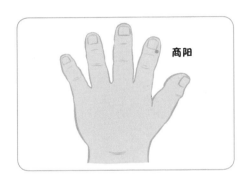

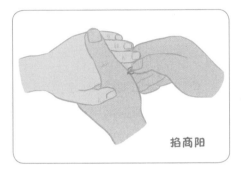

中 冲

位置：在手中指末节尖端中央。

操作：用拇指指甲重掐之，称"掐中冲"。

次数：5~20 次。

作用：清热，通络，开窍。

主治：发热，口疮，弄舌，夜啼，中暑，昏迷等。

应用：本穴强于清热，治疗发热、口疮、中暑等症，多与清肺经、清天河水等合用。治疗夜啼时，常配合捣小天心。昏迷者，加掐人中。

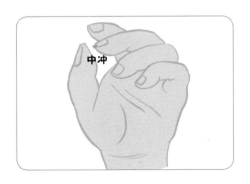

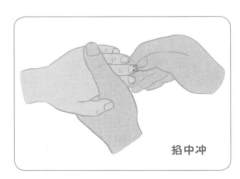

关 冲

位置：在无名指尺侧，距指甲角约 0.1 寸。

操作：用拇指指甲重掐之，称"掐关冲"。

次数：5~20 次。

作用：清热，止痛，利咽。

主治：发热，头痛，目赤，语言不利，口干，食少等。

应用：治疗发热、头痛、语言不利时，本穴可配伍清肺经、清天河水等。治疗目赤、口干、食少等，可与推脾经、推肝经合用。

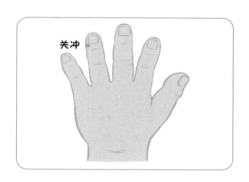

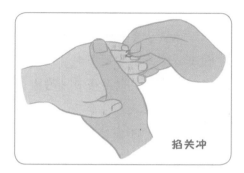

少 泽

位置：在小指尺侧，距指甲角约 0.1 寸。

操作：用拇指指甲重掐之，称"掐少泽"。

次数：5~20 次。

作用：清热，定惊，通络。

主治：身热无汗，头项强痛，口舌生疮，喉痹，木舌，重舌，耳鸣耳聋，昏迷等。

应用：治疗热证，可配合四大手法、清天河水、退六腑、拿风池等穴。治疗五官疾病，可配合掐揉合谷等。治疗神志疾病，可配合掐人中、老龙、精宁、威灵等。

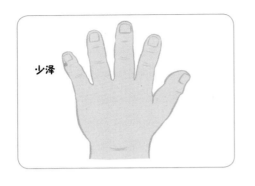

少泽

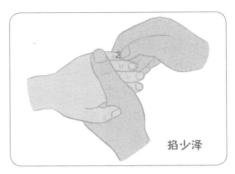

掐少泽

 小贴士

　　木舌、重舌为舌下囊肿的不同表现，舌下囊肿是由于舌下腺导管阻塞，唾液潴留所引起。主要症状是宝宝舌下有一个肿块，开始时有黄豆粒大小，以后会日渐增大。

　　木舌表现为舌体肿大，麻木，转动不灵，肿塞口腔，不能张合，语言謇涩，不能吮乳，壮热，畏寒，气喘。严重者舌体糜烂或干燥，啼哭无声，面色苍白，神志昏迷。

　　重舌表现为舌根肿胀，形如小舌，或连贯而生，状若莲花，无痛感，吮乳障碍。症重者溃烂腐秽。

一窝风

位置： 在手背，当腕横纹中央凹陷处。

操作： 用拇指或中指端按揉之，称"揉一窝风"。

次数： 100~300 次。

作用： 温中行气，宣散风寒，止痹痛，利关节。

主治： 里寒腹痛，风寒感冒，急慢惊风，关节疼痛，屈伸不利等。

应用： 治疗受寒腹痛，常与补脾经、揉外劳、推三关、拿肚角、揉足三里、揉脾俞、揉胃俞合用。治疗风寒感冒时，常配合四大手法。

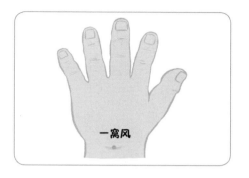

一窝风

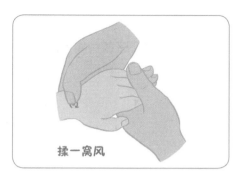

揉一窝风

小贴士

对于由受凉、食积等各种原因导致的腹痛，均可以用揉一窝风来治疗。

小贴士

一窝风、二扇门、外劳宫均有温阳散寒的作用，其区别在于：一窝风主治腹痛，并能驱除经络之寒以治痹痛；外劳宫主要用于脏腑积寒及气虚下陷之证；二扇门则主要用于外感风寒，恶寒无汗。

膊阳池

位置：在手背，一窝风之后 3 寸。

操作：以拇指指甲掐之，继以揉之，称"掐膊阳池"；用中指端揉之，称"揉膊阳池"。

次数：掐 3~5 次，揉 100~500 次。

作用：通大便，利小便，止头痛。

主治：大便秘结，小便赤涩，感冒头痛等。

应用：治疗实证便秘，可配合清大肠、

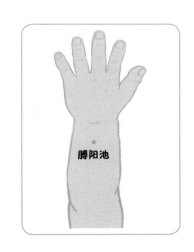

膊阳池

清肺经、退六腑、摩腹揉脐（泻）、推下七节骨、揉龟尾等具有清热通便作用的手法。治疗感冒头痛，常配合四大手法、拿风池、捏脊等。

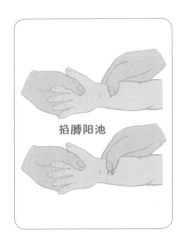

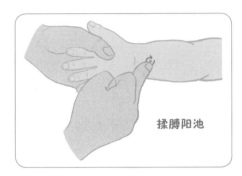

曲　池

位置： 屈肘，在肘横纹外侧端，当尺泽与肱骨外上髁连线的中点。

操作： 用拇指指甲掐之，继以揉之，称"掐揉曲池"。

次数： 30~50 次。

作用： 解表退热，利咽止痛，活血通络。

主治： 风热感冒，咽喉肿痛，上肢痿痹，恶心呕吐，腹痛泄泻等。

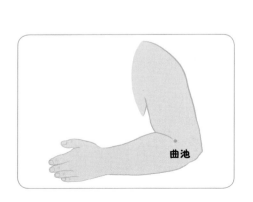

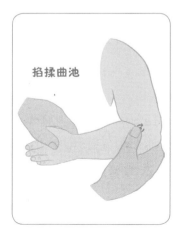

应用：治疗风热感冒、咽喉肿痛等，多与清肺经、清天河水等合用。治疗上肢痿痹，多与按揉手三里、合谷合用。治疗腹痛，常配揉一窝风。治疗呕吐，可配合横纹推向板门。治疗泄泻，要根据辨证，取摩腹、揉脐、推七节骨、揉龟尾等法。

　　飞经走气为小儿推拿复式手法之一。操作者先用右手握住宝宝左手四指，使其掌心向上，然后左手四指并拢，自曲池穴起，弹打至总筋穴，反复9次。然后，操作者以拇、食二指拿捏宝宝阴池、阳池两穴。最后用右手持宝宝四指做屈伸及左右摇摆动作。本手法能行气化痰，清肺热，治失音。

洪　池

位置： 在肘关节内侧，当肘横纹中点处。

操作： 操作者以一手拇指按于穴位处，另一手拿宝宝四指摇之，称"按摇洪池"。

次数： 5~10次。

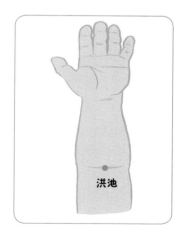

洪池

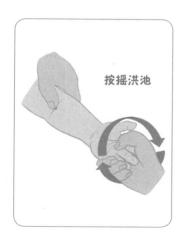

按摇洪池

作用：调和气血，通经活络。

主治：气血不和，关节痹痛等。

应用：用于气血不和诸症，可与分手阴阳同用。治疗关节痹痛时，多与按揉病变局部穴位配合使用。

肘 肘

位置：在肘关节，鹰嘴突处。

操作：操作者用左手拇、食、中三指托宝宝臂肘，以右手拇、食二指叉入虎口，同时用中指按小鱼际中点，弯曲宝宝手臂，上下摇之，称"摇肘肘"。

次数：20~30 次。

作用：通经活络，顺气生血，止咳化痰。

主治：气血不和，痹痛，痞块，痰嗽，惊风等。

应用：本法一般不单独使用。治疗上肢痿痹时，常与揉曲池、拨小海同用。治疗痞积时，多与补脾经、运四横纹同用。

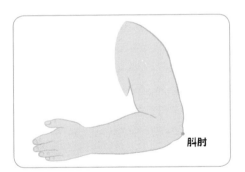
肘肘

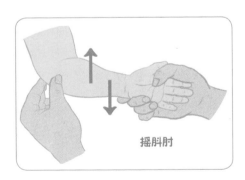
摇肘肘

 小贴士

小海穴位于肘内侧，当尺骨鹰嘴与肱骨内上髁之间的凹陷处。用手指弹拨该穴时，可有麻电感直达小指端。

拇 腮

位置：在拇指背侧，距指甲根中点约 1 分许。

操作：用拇指指甲掐之，称"掐拇腮"；用拇指端揉之，称"揉拇腮"。

次数：掐 3~5 次，揉 50~100 次。

作用：降逆止呕。

主治：恶心呕吐等。

应用：治疗恶心呕吐时，多与推脾经、运八卦、横纹推向板门、推天柱骨等合用。

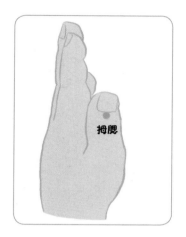

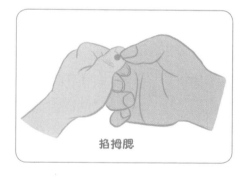

掐拇腮

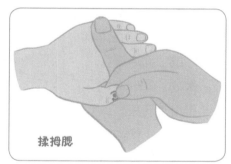

揉拇腮

皮 罢

位置：在拇指尺侧，当拇指指甲根旁 1 分许。

操作：用拇指指甲重掐之，继以揉之，称"掐皮罢"。

次数：3~5 次。

作用：降气平喘，开窍醒神。

主治：哮喘，昏迷不醒等。

应用：治疗哮喘、神迷时，要多掐重揉，并配合揉肺俞、分推肩胛骨等平喘之法。

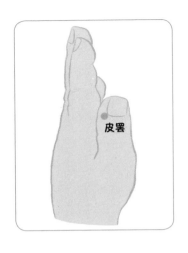

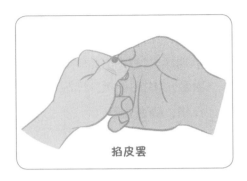

掐皮罢

后　溪

位置：轻握拳，在第五掌指关节后外侧横纹头。

操作：以拇指掐揉之，称"掐后溪"或"揉后溪"。

次数：30~50次。

作用：利尿。

主治：小便赤涩。

应用：可与清小肠合用。

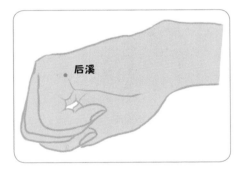

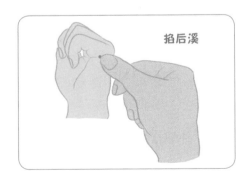

掐后溪

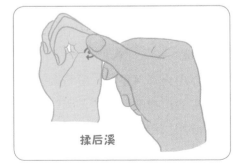

揉后溪

甘　载

位置： 在手背合谷后，当第 1、2 掌骨交接处凹陷中。

操作： 用拇指端掐之，继以揉之，称"掐甘载"。

次数： 10~20 次。

作用： 开窍醒神。

主治： 神志不清，惊风抽搐。

应用： 掐甘载主要用于急救，多与掐人中、掐十宣等合用。

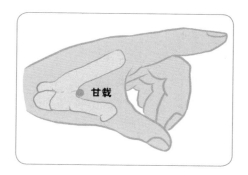
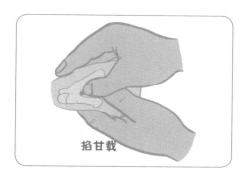

三　关

位置： 在前臂桡侧，腕横纹至肘横纹呈一直线。

操作： 操作者食、中二指并拢，自腕横纹起直推至肘横纹处，称"推三关"。

次数： 100~500 次。

作用： 温阳散寒，补益气血，发汗解表。

主治： 风寒感冒，腹痛腹泻，畏寒，四肢乏力，病后体虚，疹出不透等。

应用： 治疗风寒感冒，多配合四大手法、揉外劳、揉一窝风、推天柱骨等发汗解表手法。治疗气血虚弱、命门火衰、肢冷、吐泻等阳气不足之症，多与补脾经、补肾经、揉二马、运八卦等合用。治疗疹出不透、黄疸、阴疽等，多与推脾经、清肺经、运八卦、掐二扇门等合用。

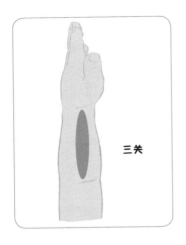

三关

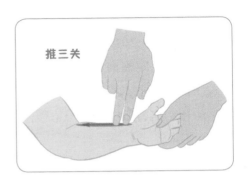

推三关

小贴士

使用推三关治疗实证时，手法宜快而有力。

天河水

位置： 在前臂内侧正中，自腕横纹到肘横纹呈一直线。

操作： 用食、中二指指腹，自腕横纹起，向上平推至肘横纹，称"清天河水"；自内劳宫平推至肘横纹，称"大推天河水"；用凉水滴在大横纹上，用食、中二指指腹缓慢平推至洪池，后以四指拍之，并以口吹气，称"引水上天河"；先运内劳宫，再以食、中二指指腹，自总筋起，沿天河水，交替弹打至洪池，称"打马过天河"。

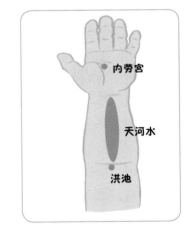

内劳宫

天河水

洪池

次数： 推 100~500 次，弹打 10~20 次。

作用： 清热解表，清心除烦。

主治： 外感或内伤发热，烦躁不安，咳嗽，咽痛，痰喘，口舌生疮，弄舌，惊风等。

应用：治疗烦热、惊风、口疮、弄舌、重舌等，清天河水可与清心经、清肝经等合用。用于风热感冒之咽喉肿痛、发热、汗出等症，清天河水可与清肺经、揉少商、揉天突、推脊等合用。治疗心火上炎之口舌生疮，可加清心经、清小肠、揉总筋、退六腑等。治疗高热时，可用打马过天河、退六腑、推下七节骨等。用于阴虚发热时，清天河水宜与揉二马、揉涌泉、揉外劳等同用。

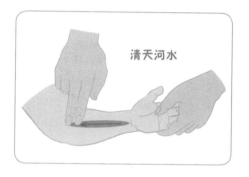

清天河水

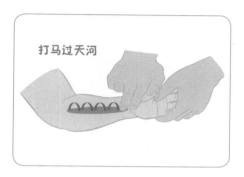

打马过天河

🤱 小贴士

清天河水，清热不伤阴，善清卫分、气分之热，主治一切虚、实热证。按不同手法的清热之力排序，依次为打马过天河＞引水上天河＞大推天河水＞清天河水。打马过天河更多应用于实热病证。

六　腑

位置：在前臂尺侧，自肘关节至掌根呈一直线。

操作：用食、中二指指腹，自肘关节平推至掌根，称"退六腑"，或"推六腑"。

次数：100~500次。

作用：清热，凉血，解毒。

主治：高热，烦渴，惊风，鹅口疮，木舌，重舌，咽痛，痄腮，便秘，热痢，肿毒等。

应用：用于高热、烦渴、便秘、疳腮等实热病证，退六腑可单独使用。治疗汗出过多时，可与补肺经合用。若宝宝元阳本虚，或久泻不止，则宜用推三关，避免使用大凉之穴更加损伤阳气。

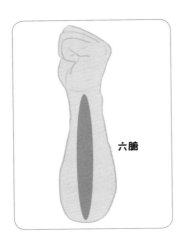

六腑

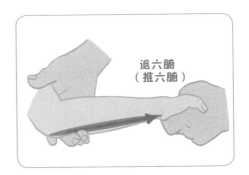

退六腑
（推六腑）

小贴士

三关为温性之穴，六腑为大凉之穴，实际应用时，两穴可各自单独使用，也可配合使用。配用时，能平衡阴阳，防止大凉、大热损伤正气。

若治疗寒热错杂，但以热为主，则退六腑与推三关的次数之比为3：1；反之，若以寒为主，则退六腑与推三关的次数之比为1：3。用于调和阴阳时，两穴推拿次数相等即可。

五、下肢部穴位

箕 门

位置： 在大腿内侧，从髌骨上缘至腹股沟呈一直线。

操作： 用食、中二指指腹，自髌骨上缘，向上平推至腹股沟处，称"推箕门"。

次数： 100~500 次。

作用： 利尿。

主治： 癃闭，小便赤涩，泄泻等。

应用： 本穴性平和，利尿作用明显。治疗癃闭时，多与揉丹田、按揉三阴交等合用。治疗小便赤涩，可以配合清心经、清小肠等。治疗水泻，可搭配清小肠，取"利小便以实大便"之意。

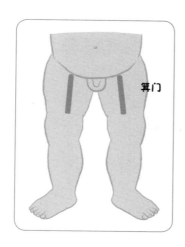
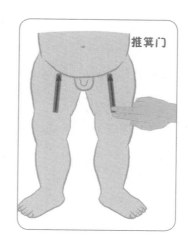

足三里

位置： 在小腿，当外膝眼下 3 寸，距胫骨前缘一横指。

操作： 以拇指指腹按揉之，称"揉足三里"。

次数：30~50 次。

作用：健脾和胃，消食化积，强壮身体。

主治：腹胀，腹痛，恶心，呕吐，便秘，泄泻，食欲不振，疳积，下肢痿痹等。

应用：按揉足三里可治疗多种消化系统疾病。如治疗呕吐时，可配合推天柱骨、横纹推向板门等。治疗脾虚泄泻，可与补脾经、补大肠、推上七节骨合用。治疗食欲不振、疳积等，可与揉板门、揉四横纹、揉中脘、摩腹等合用。

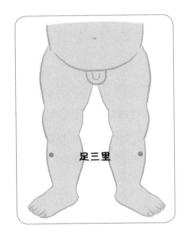
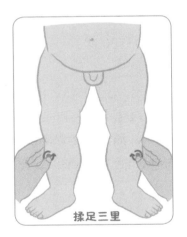

足三里

揉足三里

小贴士

本穴还可用于小儿保健。小儿保健四法为：补脾经、摩腹、揉足三里、捏脊。

三阴交

位置：在小腿，当内踝尖直上 3 寸。

操作：用拇指或食指指腹按揉之，称"按揉三阴交"。

次数：30~50 次。

作用：健脾利湿，通经活络，疏调水道。

主治：癃闭，小便赤涩，遗尿，下肢痿痹，消化不良，惊风等。

应用：治疗遗尿、癃闭、小便赤涩等泌尿系统疾病时，本穴多与补肾经、清小肠、揉丹田、推箕门等合用。治疗气血不足、下肢痿痹时，可配合摩腹、按揉足三里、拿承山、捏脊等。

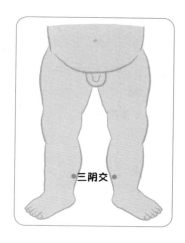
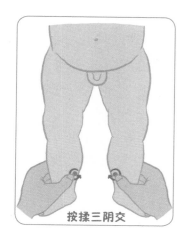

百　虫

位置：在大腿上，约当血海穴上 1 寸处。血海穴位于大腿内侧，在髌底内侧端上 2 寸。

操作：用拇指指腹按之，称"按百虫"；用拇指端揉之，称"揉百虫"；用拇、食、中指提拿本穴，称"拿百虫"。

次数：按约 1 分钟，揉 30~50 次，拿 5~10 次。

作用：通经活络，息风止搐。

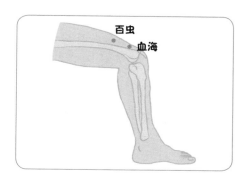
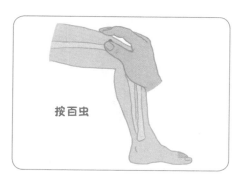

主治：惊风抽搐，昏迷不醒，下肢痿痹等。

应用：治疗惊风抽搐、昏迷不醒时，本穴重用拿法，并与清肝经、掐人中、掐老龙、掐十宣等合用。治疗下肢痿痹，常用按或揉法，配合按揉膝眼、足三里、委中、承山等下肢穴位。

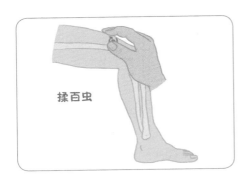
揉百虫

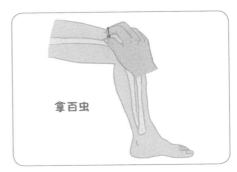
拿百虫

膝　眼

位置：屈膝，在髌韧带两侧凹陷处，外侧为外膝眼，内侧为内膝眼。

操作：以拇、食二指相对，用力拿之，继以揉之，称"拿膝眼"；用拇指或食指指腹，或手掌按揉之，称"揉膝眼"。

次数：拿 5~10 次，揉 30~50 次。

作用：息风止惊，舒筋活络。

主治：惊风抽搐，昏迷不醒，下肢痿痹，膝关节疼痛及功能障碍等。

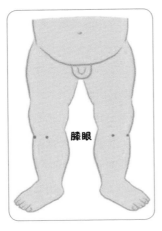
膝眼

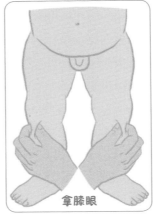
拿膝眼

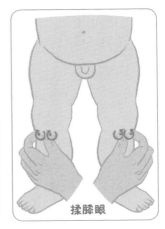
揉膝眼

应用：治疗下肢痿痹时，常与拿委中、揉承山、按揉足三里等合用。治疗惊风抽搐、昏迷不醒时，常配合清肝经、掐十宣、掐五指节、掐人中、揉百会等。

前承山

位置：在小腿，当外膝眼下8寸，距胫骨前缘一横指处。

操作：用拇指指甲掐之，称"掐前承山"；用拇、食指相对拿之，称"拿前承山"；用拇指指腹揉之，称"揉前承山"。

次数：掐5~10次，拿约1分钟，揉50~100次。

作用：息风止惊，舒筋活络。

主治：惊风抽搐，昏迷不醒，角弓反张，下肢痿痹等。

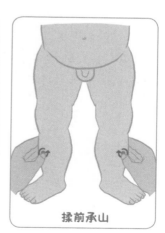

应用：用于惊风发作时肢体抽搐、角弓反张等，常与拿委中、揉承山、按百虫、掐解溪等合用。治疗昏迷不醒时，可配合掐十宣、掐威灵、掐二扇门等。治疗下肢痿痹、马蹄内翻足等，可与揉解溪配合使用，以通经活络、纠正畸形。

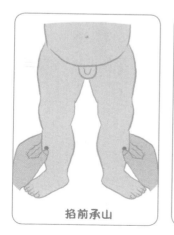

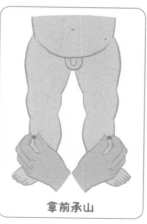

掐前承山　　　　拿前承山　　　　揉前承山

后承山

位置：在腓肠肌肌腹下凹陷中。

操作：用拇、食指相对拿之，称"拿后承山"；用拇指指腹揉之，称"揉后承山"；用拇指指腹在小腿肌腹上向上或向下直推，称"推后承山"，其中向上直推称"推上承山"，向下直推称"推下承山"。

次数：拿5~10次，揉50~100次，推30~50次。

作用：舒筋活络，发汗平喘，改善睡眠，调节肠道。

主治：惊风抽搐，下肢痿痹，腿痛转筋，气吼，夜卧不安，便秘，泄泻等。

应用：治疗惊风抽搐、下肢痿痹、腿痛转筋等，拿揉后承山可与拿委中、掐十宣等配合使用。揉后承山可治气吼。治疗夜寐不安，可拿后承山。治疗大便秘结时，可推下承山，并与拿肚角、推下七节骨、揉龟尾等合用；治疗腹泻，可推上承山，并与摩腹、揉脐、推上七节骨等合用。

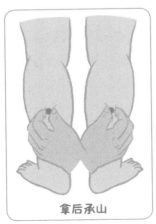

拿后承山

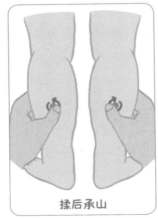

揉后承山

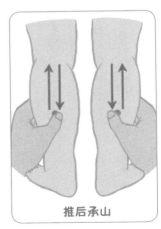

推后承山

解　溪

位置： 在踝关节前横纹中点处，当趾长伸肌腱和踇长伸肌腱之间凹陷中。

操作： 用拇指指甲掐之，称"掐解溪"；用拇指指腹揉之，称"揉解溪"。

次数： 掐 5~10 次，揉 30~50 次。

作用： 舒筋活络，定惊止痉，止吐泻。

主治： 踝关节屈伸不利，惊风抽搐，吐泻不止等。

应用： 掐解溪，主治惊风，多与掐十宣、掐涌泉等配合使用。治疗呕吐时，常配以横纹推向板门、推天柱骨、揉中脘等。治疗腹泻时，多与摩腹、揉脐、推上七节骨、揉龟尾等合用。

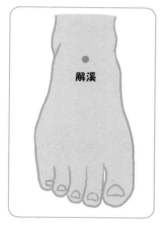
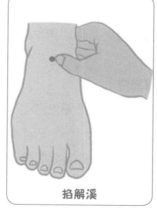
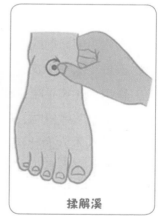

大　敦

位置： 在足大趾末节外侧，距指甲角 0.1 寸。

操作： 用拇指指甲掐之，称"掐大敦"；用拇指指腹揉之，称"揉大敦"。

次数： 掐 5~10 次，揉 30~50 次。

作用： 息风止痉。

主治： 惊风，抽搐等。

应用：治疗惊风、抽搐时，常与掐十宣、掐老龙等合用。

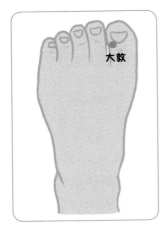
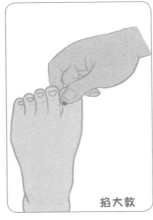
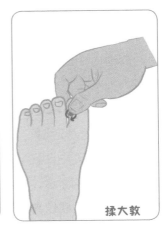

掐大敦　揉大敦

丰　隆

位置：在小腿，当外踝尖上 8 寸，距胫骨前缘二横指处。

操作：用拇指或中指指腹揉之，称"揉丰隆"。

次数：30~50 次。

作用：化痰平喘，和胃降逆。

主治：咳嗽气喘，痰涎壅盛，恶心呕吐等。

应用：本穴为化痰要穴，治疗上述诸多因痰涎壅盛而导致的疾病，多与揉膻中、运八卦、横纹推向板门、搓摩胁肋等合用。

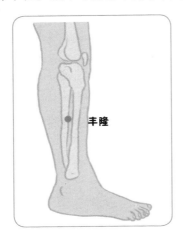
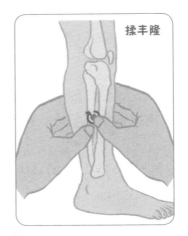

揉丰隆

委　中

位置： 在腘窝中央。

操作： 用拇、食指相对，提、拿、钩、拨腘窝中的肌腱，称"拿委中"。

次数： 3~5次。

作用： 通络，定惊。

主治： 下肢痿痹，惊风抽搐等。

应用： 治疗下肢痿痹时，可配合按揉膝眼、足三里、阳陵泉、后承山等穴。治疗惊风抽搐时，常与掐十宣、揉百会、掐涌泉等配合使用。可用捏挤法使委中穴局部充血、瘀斑，治疗中暑痧证。

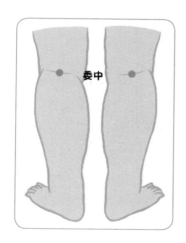

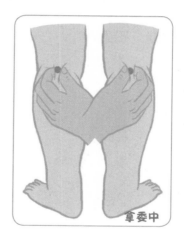

拿委中

小贴士

痧症，多发于夏秋两季，是因感受风、寒、暑、湿、燥、火六淫邪气，或疫疠之气而出现的一类病症，主要表现为腹痛吐泻、心烦昏闷、痰喘声哑、遍身肿胀、肢麻不仁、痧筋显现等，脉象多洪数有力，或沉伏而紧。其又名痧胀，日久失治，可伤及性命。

昆 仑

位置： 在外踝尖与跟腱之间的凹陷处。

操作： 用拇指指甲掐之，称"掐昆仑"；用拇、食指相对，用力拿之，称"拿昆仑"。

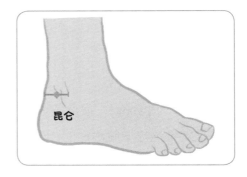

次数： 掐3~5次，拿约1分钟。

作用： 息风止惊，解肌通络。

主治： 惊风抽搐，头项强痛，足跟痛，足内翻等。

应用： 用于急慢惊风、意识丧失、肢体抽搐等症，可与掐老龙，掐后承山等合用，或用艾灸昆仑。治疗头项强痛，可用掐昆仑。与仆参配合，可治疗足内翻、足跟痛等。

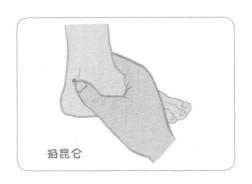

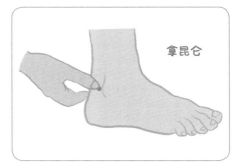

涌 泉

位置： 屈趾，足心前正中凹陷中。

操作： 用拇指指腹由涌泉向足踇趾方向直推，称"推涌泉"；用拇指或中指指腹揉之，称"揉涌泉"；用拇指指甲掐之，称"掐涌泉"。

次数： 推、揉50~100次，掐3~5次。

作用： 滋阴、退热。

主治： 阴虚火旺，五心烦热，口舌生疮，惊风抽搐，神昏，夜啼，实证发热，呕吐，腹泻等。

应用：用于阴虚发热诸症，推涌泉可配合揉二马、运内劳、补肾经等。用于实证发热，则配合退六腑、清天河水等。治疗惊风、抽搐时，常与捣小天心、掐五指节、按揉百会等配合使用。止吐止泻可揉涌泉，其中左揉止吐，右揉止泻。

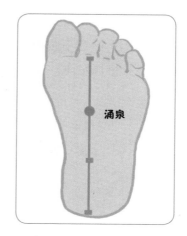

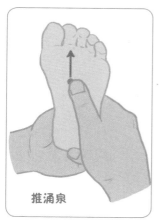

推涌泉

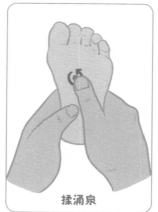

揉涌泉

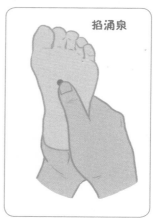

掐涌泉

仆 参

位置：在外踝后下方，昆仑穴直下，跟骨外侧，赤白肉际处。

操作：用拇、食指相对拿之，称"拿仆参"；用拇指指甲掐之，称"掐仆参"。

次数：拿、掐均3~5次，或醒后即止。

作用：舒筋活络，开窍安神，益肾健骨。

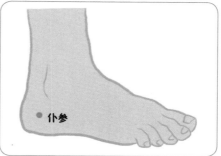

主治：下肢痿痹，霍乱转筋，惊风抽搐，神志不清等。

应用：治疗下肢痿痹、霍乱转筋等，可与拿后承山、委中、昆仑等合用。治疗惊风发作，神志不清等，可配合掐人中、掐十宣等。

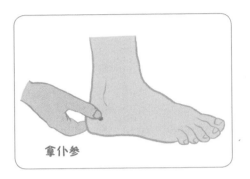

拿仆参

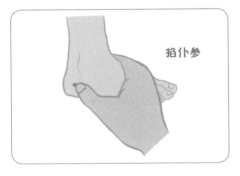

掐仆参

婴儿按摩保健常用手法

推法

揉法

按法

摩法

掐法

……

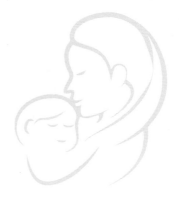

推　法

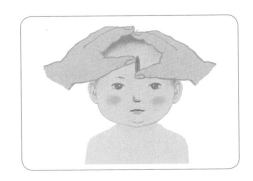

　　直推法：用拇指桡侧、指腹，或食、中二指指腹在穴位上做直线推动。

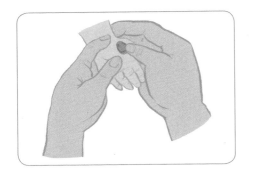

　　旋推法：用拇指指腹在穴位上做顺时针旋转推动。

　　分推法：用两手拇指桡侧、指腹，或食、中二指指腹自穴位中点向两旁做"←·→"或"↙·↘"形分向推动。

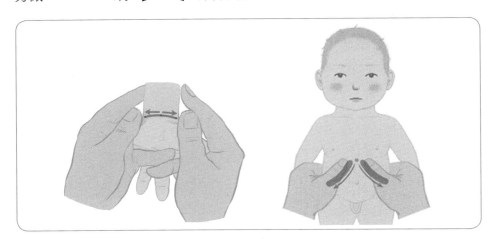

应用：推法为小儿推拿最常用的手法之一，可用于身体任何部位。一般情况下，向心方向推为补法，离心方向推为泻法，来回往复直推为平补平泻。但是也有例外，比如推天河水，向心推时为清法。

注意事项：推法要求"持久、有力、柔和、均匀"，推动速度的快慢、力量的轻重，要根据宝宝月龄、体质强弱等因素决定，以不损伤宝宝皮肤为度。一般为 200~300 次 / 分。

揉　法

操作：以拇指，或中指螺纹面、掌根，或大鱼际吸定于穴位上，做顺时针方向或逆时针方向旋转揉动，分别称为指揉法、掌根揉法、鱼际揉法。

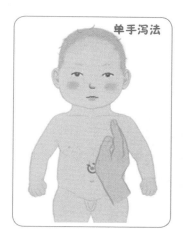
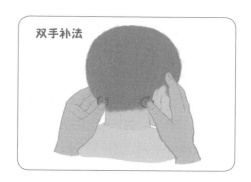

应用：揉法为小儿常用手法之一，可用于身体任何部位。单手操作时，顺时针方向揉动为泻法，逆时针方向揉动为补法；双穴双手操作时，向外旋动为泻法，向里旋动为补法。

注意事项：手法频率为 200~250 次 / 分。操作时，操作者的手要吸住穴位皮肤，不离其处，带动皮下组织随揉而动，避免对皮肤产生摩擦。

小贴士

推法多用于线状穴位，揉法多用于点状穴位。

按 法

操作：用拇指、中指指腹或手掌柔和用力，向下按压穴位，称为按法，主要包括拇指按法、中指按法和掌按法等。

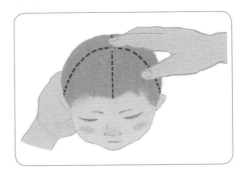

应用：重按为泻，轻按为补。按法常与揉法联合使用，称按揉法，可以在向下按压的同时配合揉法，也可以按法与揉法交替进行。

注意事项：按压时要垂直向下用力，力度适当。

摩 法

操作：用食、中、无名、小指指腹或全手掌面附着于穴位，用前臂带动腕关节作顺时针或逆时针环形移动摩擦，称为摩法，主要包括四指摩法和掌摩法。

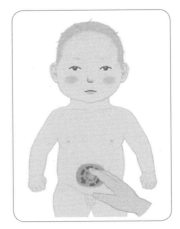

应用：摩法主要用于头顶、胸腹等面积较大且平坦的部位。操作时，逆时针方向、慢速摩动为补法；顺时针方向、快速摩动为泻法。

注意事项：手法频率约100~150次/分。四指摩时要掌虚指实，掌摩时要用全手掌贴合皮肤。摩法操作时间一般较长。

掐 法

操作：用拇指指甲重刺激穴位，可持续用力，也可间歇用力。

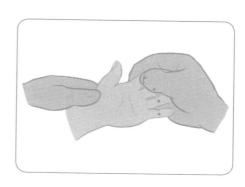

应用：掐法为强刺激手法，有开窍、镇惊、醒神的作用，常用于急救。

注意事项：操作者要注意修剪指甲，并避免过度用力，以免掐破皮肤。本法宜在各法操作完毕后使用。

捏 法

操作：用屈曲的食指中节桡侧在后方顶住皮肤，拇指在前方，二指相对用力提拿皮肤，同时配合交替向前捻动，称为二指捏法。用拇指桡侧在后方顶住皮肤，食、中二指在前方，三指相对，同时用力提拿皮肤，并配合双手交替向前捻动，称为三指捏法。

应用：在小儿推拿中，最常用到捏法的是捏脊。

注意事项：提拿皮肤时要注意力度，避免损伤宝宝皮肤。向前捻动时要沿直线前进。

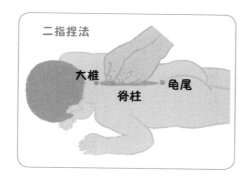
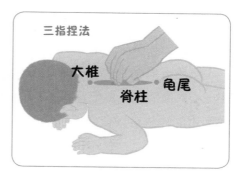

运 法

操作：用拇指或中指指腹在穴位上作弧形或环形推动，称运法。

应用：弧形运法有"运土入水""运水入土"等，能调整脾肾虚实盛衰。环形运法有"运内八卦"等，能宽胸理气，止咳化痰。

注意事项：运法要轻柔，速度要慢，频率约80~120次/分。

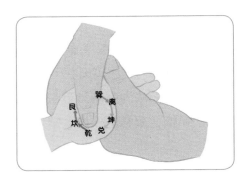

小贴士

运法是所有手法中最轻柔的手法。"运土入水"指自拇指根沿手掌边缘经小天心推至小指根，功能清脾胃湿热、利尿止泻，常用于治疗湿热内蕴导致的少腹胀满、小便赤涩、泄泻、痢疾等新病、实证；"运水入土"指自小指根经小天心推至拇指根，功能健脾助运、润肠通便，常用于治疗脾胃虚弱导致的泄泻、完谷不化、痢疾、便秘等。

捣　法

操作：用中指端，或屈曲的食指第2指间关节在穴位上做均匀、有节律的叩击，称捣法。

应用：捣法主要用于矫正筋脉拘急。捣小天心具有清热、镇惊、利尿、明目的作用，快而重的捣法有兴奋作用，慢而轻的捣法有抑制作用。

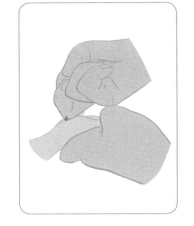

注意事项：频率约90~100次/分，节律均匀。本法刺激较强，宜于其他手法操作结束后使用。

拿 法

操作：用拇指与食、中二指，或拇指与其余四指相对用力，在穴位上作一松一紧的提拿动作。

应用：拿法适用范围较广，如拿风池可发汗解表，拿肩井可活血通络等。

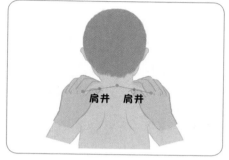

注意事项：动作要连贯、缓慢，力度由轻到重，再由重到轻，交替进行，不可突然用力。拿法刺激较强，可作为按摩调理的结束手法，如拿肩井又称"总收法"。

婴儿日常
按摩保健

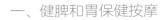

中医认为，正气存内，邪不可干。现代研究表明，按对身体各系统的生理功能均具有双向良性调节作用。例如，按能调节自主神经功能状态，轻手法可镇静、抑制，重手法能兴奋；能促进血液循环，改善大脑、心脏及末梢血液流速；能调整胃肠功能，既治腹泻，又治便秘；还能提高白细胞吞噬能力，增强人体免疫力等。

随着生活水平的不断提高，大家对日常保健和疾病预防越来越重视。小儿按摩不仅能治疗疾病，还能在日常保健方面发挥作用。对于哺乳期宝宝来说，正确掌握婴儿按摩保健方法，能够健脾和胃，补肺益气，健脑益智，强身健体，促进宝宝生长发育。

小贴士

《备急千金要方》说："小儿虽无病，早起常以膏摩囟上及手足心，甚辟寒风。"说明小儿按摩保健能够有效预防疾病。

一、健脾和胃保健按摩

脾为后天之本，是气血化生之源。宝宝从口摄入食物，暂时储存在胃内，而脾就像搅拌机一样，负责研磨、消化，并把精微物质输送到全身各处，以维持身体的正常功能。若脾运化水谷精微的功能正常，则脏腑经络、四肢百骸、筋肉皮毛等都能得到充分的濡养，从而进行正常的生理活动，宝宝身体健康，生长发育正常。若脾的运化水谷精微的功能减退，则饮食物中的营养物质不能很好地吸收、输布，可见食欲不振、腹胀、便溏、完谷不化等症，并因气血化源不足而出现心悸、头晕、食少、体倦、舌淡、脉弱等，日久不愈，则宝宝身体羸瘦、面色萎黄、发育迟缓、容易生病。

宝宝脏腑娇嫩，形气未充，脾常不足，容易被外邪或饮食所伤，且宝宝生长发育迅速，所需营养物质较多，脾胃消化水谷、转运精微的负担较重。因此，维持宝宝脾胃功能正常对保障宝宝健康成长的十分重要。

健脾和胃按摩法

本法可益气健脾，消食化积，调理气血。每周按摩 1~2 次，每次用时约 20 分钟。同时爸爸妈妈们应适度喂养，避免饮食过当，损伤脾胃。

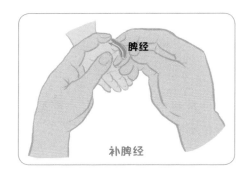

脾经

补脾经

脾经位置：在拇指桡侧缘，自指尖到指根呈一直线。

操作：操作者用左手握住宝宝左手，同时以拇、食二指捏住宝宝拇指，使之微屈，用右手拇指自指尖推向指根。一般操作 200 次。

次数：200 次。

肝经位置：在食指末节螺纹面。

操作：操作者用左手握住宝宝左手，使其手指向上，手掌向外，然后用右手拇指指腹自食指末节横纹起推向指尖。

次数：200 次。

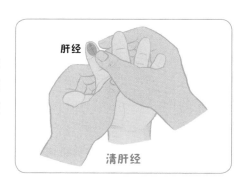

肝经

清肝经

内八卦位置：在手掌面，以掌心（内劳宫穴）为圆心，以圆心到中指根横纹距离的 2/3 为半径，画一圆圈，八卦即在此圈上。

操作：用拇指指腹自乾向坎运至兑为一次，在运至离时需轻轻而过。

次数：100 次。

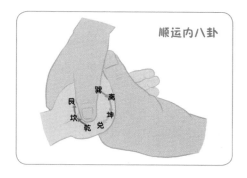

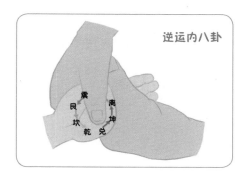

四横纹位置：在手掌面，第 2 至第 5 指第 1 指间关节横纹处。

操作：以拇指指腹在四横纹穴左右推之。

次数：200 次。

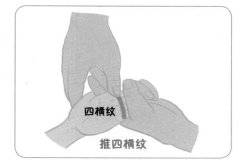

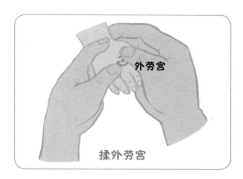

外劳宫位置：在手背，与内劳宫相对处。

操作：用拇指或中指端揉之。

次数：200 次。

二马位置：在手背，当无名指及小指掌指关节后凹陷中。

操作：用拇指或中指揉之，称"揉二马"。

次数：200 次。

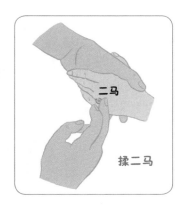

腹位置：在腹部。

操作：宝宝仰卧，用手掌掌面或四指摩之。

时间：约 5 分钟。

脐位置：位于肚脐。

操作：用指腹或掌根揉之。

次数：100 次。

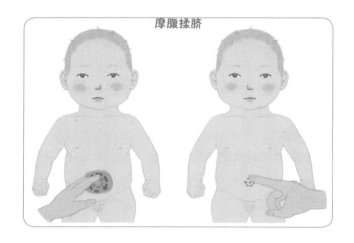

摩腹揉脐

脾俞位置：在第 11 胸椎棘突下，前正中线旁开 1.5 寸。

操作：用两拇指或食、中指指腹揉之。

次数：100 次。

胃俞位置：在第 12 胸椎棘突下，前正中线旁开 1.5 寸。

操作：用两拇指或食、中指指腹揉之。

次数：100 次。

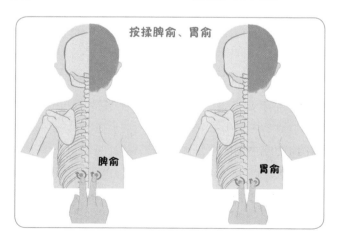

按揉脾俞、胃俞

脾俞

胃俞

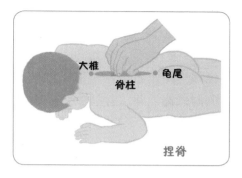

大椎　脊柱　龟尾　捏脊

脊柱位置：在背部，大椎至龟尾呈一直线。

操作：双手拇指与食、中二指相对，自下而上做捏法，称"捏脊"。

次数：3~5 次。

二、补肺益气保健按摩

气，是人体赖以维持生命活动的重要物质。中医认为，人体上下表里之气均由肺所主，正所谓"诸气者，皆属于肺"。具体表现为人体之气的生成必须依赖肺吸入清气，而肺的呼吸运动对全身气机具有调节作用。肺主气的功能正常，则气道通畅，呼吸均匀和调，清气吸入充足，宗气生成有源，气机调畅。若肺气不足，则会出现咳喘无力，气短喘息，动则更甚，声音低怯，体倦乏力等气虚症状。肺气能宣发卫气于肌表，因而肺气虚会导致卫表不固而自汗、畏风、易于感冒。

肺为华盖，主一身之气，司呼吸，外合皮毛，开窍于鼻。华盖，原本是指帝王的车盖，或画上文彩的伞。因肺在体腔脏腑中位置最高，有覆盖和保护诸脏器、抵御外邪的作用，故得名。

宝宝脏腑娇嫩，不耐寒暑，若养护不当，容易被外邪侵袭，而补肺益气保健按摩可增强肺卫抵御外邪的能力，宣肺利窍，预防感冒。

补益肺气按摩法

本法可益气固表，培土生金，宣肺利窍。可每周按摩 1~2 次，每次用时约 20 分钟。

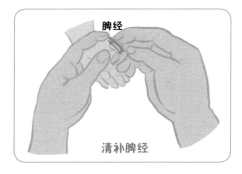

脾经位置：在拇指桡侧缘，自指尖到指根呈一直线。

操作：操作者用左手握住宝宝左手，同时以拇、食二指捏住宝宝拇指，用右手拇指自指尖至指根来回推之。

次数：200次。

肝经位置：在食指末节螺纹面。

操作：操作者用左手握住宝宝左手，使其手指向上，手掌向外，然后用右手拇指指腹自食指末节横纹起推向指尖。

次数：200次。

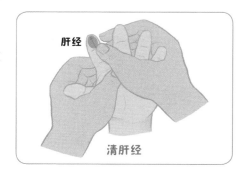

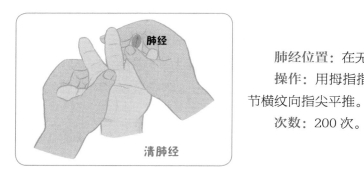

肺经位置：在无名指末节螺纹面。

操作：用拇指指腹自无名指掌面末节横纹向指尖平推。

次数：200次。

四横纹位置：在手掌面，第2至第5指第1指间关节横纹处。

操作：以拇指指腹在四横纹穴左右推之。

次数：200次。

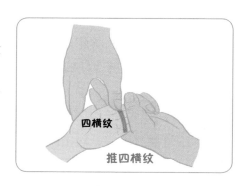

外劳宫位置：在手背，与内劳宫相对处。

操作：用拇指或中指端揉之。

次数：200 次。

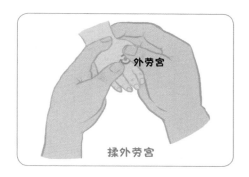

揉外劳宫

二马位置：在手背，当无名指及小指掌指关节后凹陷中。

操作：用拇指或中指揉之。

次数：200 次。

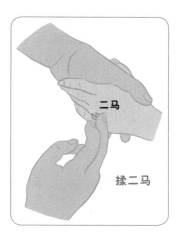

揉二马

天河水位置：在前臂内侧正中，自腕横纹到肘横纹呈一直线。

操作：用食、中二指指腹，自腕横纹起，向上平推至肘横纹。

次数：200 次。

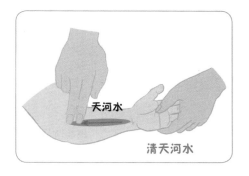

清天河水

迎香位置：在鼻唇沟中，当鼻翼外缘中点处。

操作：用两拇指指端或食、中二指按揉该穴。

次数：10 次。

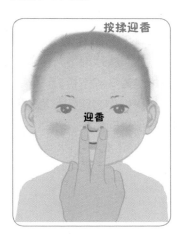

按揉迎香

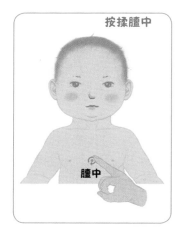

膻中位置：在胸部，当前正中线上，两乳头连线中点处，平第 4 肋间。

操作：用中指端按揉之。

次数：100 次。

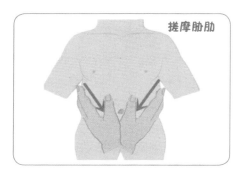

胁肋位置：从腋下两胁至天枢穴。

操作：宝宝坐位，操作者用两手掌自宝宝两腋下搓摩至天枢穴处。

次数：100 次。

膀胱经位置：此处指足太阳膀胱循行于后背部的两条分支，其一沿后正中线旁 1.5 寸，从颈部下行至腰部，其二沿后正中线旁 3 寸下行。

操作：操作者用手掌沿脊柱两侧自颈部至腰部来回摩擦。

次数：10 次。

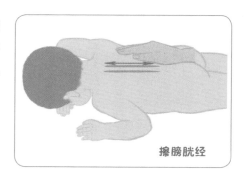

对于身体虚弱，经常感冒，或患有过敏性鼻炎的宝宝，可每日用少量冷水刺激鼻腔，增强鼻黏膜对寒冷的适应性。爸爸妈妈们不要给宝宝穿得太厚，以宝宝皮肤湿润而无大量汗出为原则。要增加宝宝的活动量，并给宝宝大哭的机会，因为宝宝不会主动咳痰，只有在活动或哭泣的时候，鼻涕、痰液才能有机会随眼泪一起排出，适度啼哭还可提高肺活量。

三、补肾培元保健按摩

肾为先天之本，在人体生长发育及生殖功能中发挥着重要作用。这种作用主要体现在以下 3 个方面。

其一，促进人体生殖功能。肾藏先天之精。先天之精在出生之后不断得到后天之精的充养，成为人体生育繁殖的基本物质，故又名"生殖之精"。

"肾者主水，受五脏六腑之精而藏之。"（《素问·上古天真论》）

"两神相搏，合而成形，常先身生，是谓精。"（《灵枢·决气》）

"男女媾精，万物化生。"（《易经》）

其二，促进人体的生长发育。肾中精气具有很强的活力。随着肾中精气的盛衰变化，人体生命活动呈现出生长壮老的规律性变化。

小贴士

古人用"女七男八"来描述人体的生长周期，即女子每七年出现一次生长变化，而男子每八年出现一次。

"女子七岁，肾气盛，齿更发长；

二七而天癸至，任脉通，太冲脉盛，月事以时下，故有子；

三七，肾气平均，故真牙生而长极；

四七，筋骨坚，发长极，身体盛壮；

五七，阳明脉衰，面始焦，发始堕；

六七，三阳脉衰于上，面皆焦，发始白；

七七，任脉虚，太冲脉衰少，天癸竭，地道不通，故形坏而无子也。

丈夫八岁，肾气实，发长齿更；

二八，肾气盛，天癸至，精气溢泻，阴阳和，故能有子；

三八，肾气平均，筋骨劲强，故真牙生而长极；

四八，筋骨隆盛，肌肉满壮；

五八，肾气衰，发堕齿槁；

六八，阳气衰竭于上，面焦，发鬓斑白；

七八，肝气衰，筋不能动；

八八，天癸竭，精少，肾脏衰，形体皆极，则齿发去。"

以上的描述，即使在现代看来，也与人体的生理变化规律极其吻合。比如7~8岁的孩子多在换牙。女孩14岁左右会来月经，28岁是生育的最佳年龄，49岁左右绝经进入更年期。而男孩的成长发育普遍要晚于女孩，衰老也会延迟。

其三，抵御外邪，防止疾病。肾中精气不仅能促进人的生长发育与生殖功能，还具有保卫机体、抵御外邪侵袭的作用。例如，补肾精、益肾气之法，不仅可以治疗肾精亏虚所致小儿五软五迟、青壮年阳痿早泄、经闭不孕、老人发脱齿摇等症，还可以增强人体的抵抗力，防止疾病的发生。

因此，运用补肾培元保健按摩，可促进宝宝的健康生长发育。

补肾培元按摩法

本法可滋阴补肾，固本培元。每周按摩 1~2 次，每次用时约 20 分钟。

脾经位置： 在拇指桡侧缘，自指尖到指根呈一直线。

操作： 操作者用左手握住宝宝左手，同时以拇、食二指捏住宝宝拇指，使之微屈，用右手拇指自指尖推向指根。

次数： 200 次。

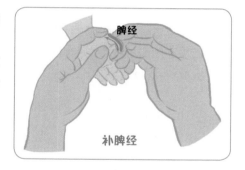

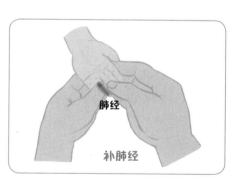

肺经位置： 在无名指末节螺纹面。

操作： 用拇指指腹自无名指掌面末节指尖向横纹平推。

次数： 200 次。

肝经位置： 在食指末节螺纹面。

操作： 操作者用左手握住宝宝左手，使其手指向上，手掌向外，然后用右手拇指指腹自食指末节横纹起推向指尖。

次数： 200 次。

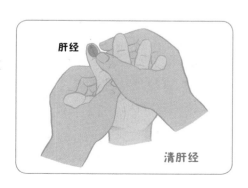

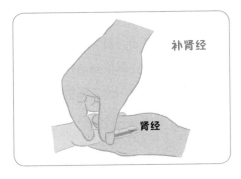

肾经位置：在小指掌面稍偏尺侧，自小指尖至指根呈一直线。

操作：用拇指指腹自指根向小指尖平推。

次数：200 次。

肾顶位置：在小指顶端。

操作：用拇指或中指指腹按揉之。

次数：200 次。

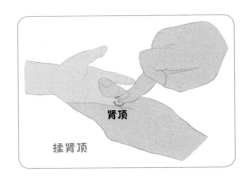

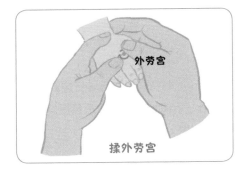

外劳宫位置：在手背，与内劳宫相对处。

操作：用拇指或中指端揉之。

次数：200 次。

二马位置：在手背，当无名指及小指掌指关节后凹陷中。

操作：用拇指或中指揉之。

次数：200 次。

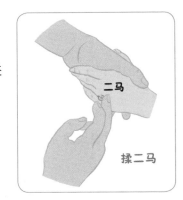

天河水位置：在前臂内侧正中，自腕横纹到肘横纹呈一直线。

操作：用食、中二指指腹，自腕横纹起，向上平推至肘横纹。

次数：200次。

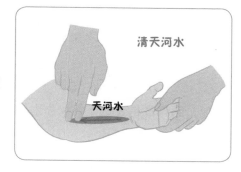

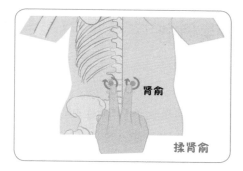

肾俞位置：在第2腰椎棘突下，前正中线旁开1.5寸。

操作：用两拇指或食、中指指腹揉之。

次数：100次。

脊柱位置：在背部，大椎至龟尾呈一直线。

操作：双手拇指与食、中二指相对，自下而上做捏法。

次数：3~5次。

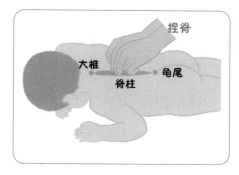

小贴士

肾属水，对于哺乳期的宝宝，要使肾水充足，就需要妈妈适度进食有滋润属性的食物，如新鲜蔬菜、水果等，尽量避免煎炸烧烤、辛辣刺激的食物，以防火大伤阴。另外，哺乳期的宝宝生长发育迅速，钙、铁、锌等微量元素可能会相对缺乏，需根据症状及时有效地补充。

关于补肾培元、滋阴降火之法，就像用柴火烧水，当火旺水少时，我们可以在锅里继续添水，或是撤去柴火，以免水被烧干。

四、安神益智保健按摩

宝宝脏腑娇嫩，形气未充，神气怯弱，极易受到外界环境的影响，如突然见到异物、听到异响等，轻则啼哭不止，心情烦躁，难以入睡或睡卧不宁，重则惊厥抽搐。

此外，婴儿时期是人的一生中大脑发育最为迅速的阶段，在这个时间段对宝宝进行益智按摩，将有助于提高宝宝智力。对先天发育不良的宝宝采用安神益智保健按摩，还有促进身心功能发育完善的作用。

安神益智按摩法

本法可安神益智，补肾填精。每周按摩 1~2 次，每次用时约 20 分钟。对于发育迟缓的宝宝可适当增加按摩次数。

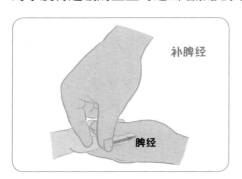

补脾经

脾经

脾经位置：在拇指桡侧缘，自指尖到指根呈一直线。

操作：操作者用左手握住宝宝左手，同时以拇、食二指捏住宝宝拇指，使之微屈，用右手拇指自指尖推向指根。

次数：200 次。

肺经位置：在无名指末节螺纹面。

操作：用拇指指腹自无名指掌面末节指尖向横纹平推。

次数：200 次。

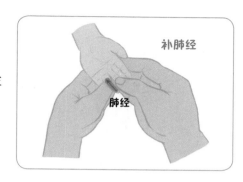

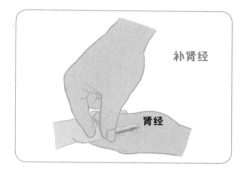

肾经位置：在小指掌面稍偏尺侧，自小指尖至指根呈一直线。

操作：用拇指指腹自指根向小指尖平推。

次数：200 次。

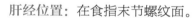

肝经位置：在食指末节螺纹面。

操作：操作者用左手握住宝宝左手，使其手指向上，手掌向外，然后用右手拇指指腹自食指末节横纹起推向指尖。

次数：200 次。

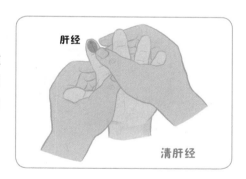

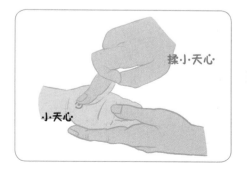

小天心位置：在掌根，大、小鱼际交界处凹陷中。

操作：用拇指或中指端揉之。

次数：200 次。

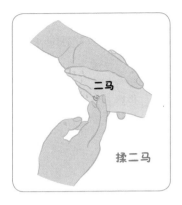

二马位置：在手背，当无名指及小指掌指关节后凹陷中。

操作：用拇指或中指揉之。

次数：200 次。

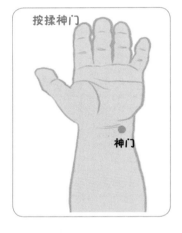

神门位置：在手腕，当腕掌侧横纹尺侧端，尺侧腕屈肌腱桡侧凹陷处。

操作：用拇指或中指按揉之。

次数：100 次。

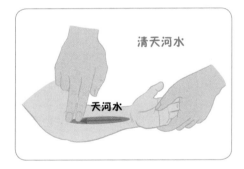

天河水位置：在前臂内侧正中，自腕横纹到肘横纹呈一直线。

操作：用食、中二指指腹，自腕横纹起，向上平推至肘横纹。

次数：200 次。

天门位置：两眉中间至前发际呈一直线。

操作：用两拇指指腹自眉心向前发际交替直推。

次数：100 次。

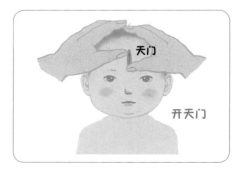

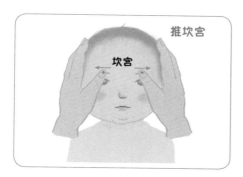

推坎宫

坎宫

坎宫位置：自眉头起，沿眉至眉梢呈一横线。

操作：先用两拇指指腹分别轻按鱼腰穴，再自眉头起向眉梢作分推动作。

次数：100 次。

太阳位置：在眉后凹陷处。

操作：用拇指或中指指腹按揉之。

次数：100 次。

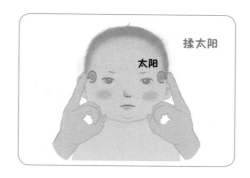

揉太阳

太阳

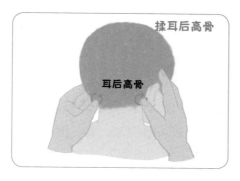

揉耳后高骨

耳后高骨

耳后高骨位置：耳后入发际，乳突后缘高骨下凹陷中。

操作：用两拇指或中指指腹揉之。

次数：100 次。

百会位置：在头顶，前、后发际正中连线，与两耳尖连线交会处（当前发际正中之上 5 寸）。

操作：一手扶住宝宝头部，另一手用拇指指腹按揉该穴。

次数：100 次。

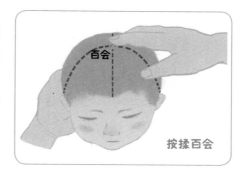

百会

按揉百会

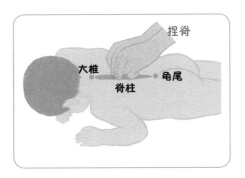

脊柱位置：在背部，大椎至龟尾呈一直线。

操作：双手拇指与食、中二指相对，自下而上做捏法。

次数：3~5次。

小贴士

除了保健按摩方法，爸爸妈妈们还可以陪宝宝听儿歌、看图片、做游戏，锻炼宝宝四肢协调能力，促进宝宝健康成长。

五、肩、肘、腕、指关节保健按摩

宝宝肩关节是活动幅度最大的一个关节，容易受伤；肘关节韧带松弛，在给宝宝穿脱衣物或牵拉宝宝手臂时，常易导致关节脱位；腕、指关节也常常在宝宝玩耍时发生外伤。因此，对肩、肘、腕、指关节进行保健按摩，能增强关节、韧带力量，增加关节稳定性，防止关节损伤。

肩、肘、腕、指关节按摩法

本法可活血通络，强壮筋骨。每周按摩1~2次，每次用时约20分钟。做旋转、屈伸动作时，要注意手法轻柔，顺应关节运动方向，避免粗暴用力，造成损伤。

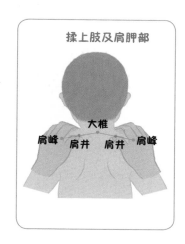

揉上肢及肩胛部

操作：拿揉宝宝上肢，按揉肩胛部肌肉。

时间：约5分钟。

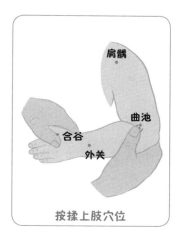

按揉上肢穴位

肩髃位置：在肩峰前下方，当肩峰与肱骨大结节之间的凹陷处。

曲池位置：屈肘，在肘横纹外侧端，当尺泽与肱骨外上髁连线的中点。

外关位置：在前臂，当腕背横纹上2寸，尺骨与桡骨之间。

合谷位置：在手背，当第1、2掌骨之间，第2掌骨桡侧中点。

操作：用拇、食或中指指腹依次按揉之。

次数：各10~20次。

操作：宝宝屈肘，操作者一手固定宝宝肩部，另一手握宝宝肘部，做向内、向外旋转动作。

次数：各5~10次。

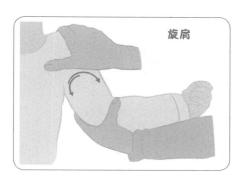

旋肩

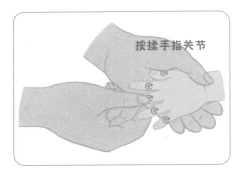

操作：依次轻捏宝宝双手五指指间关节。

次数：各 10 次。

操作：操作者一手固定宝宝前臂，另一手拿住宝宝手指远端，做腕关节屈伸、旋转动作。

次数：各 5~10 次。

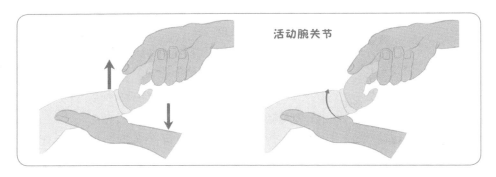

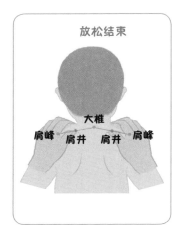

操作：再次按揉上肢肌肉，以充分放松。

次数：3~5 次。

六、髋、膝、踝、趾关节保健按摩

宝宝下肢各关节是负重关节，因宝宝处于生长发育阶段，各关节稳定性较差，加之宝宝天性好动，经常跑跳，因此容易出现下肢关节的扭伤。对宝宝髋、膝、踝、趾关节进行保健按摩，能增强关节、韧带力量，增加关节稳定性，防止关节损伤。

髋、膝、踝、趾关节按摩法

本法可活血通络，强壮筋骨。每周按摩 1~2 次，每次用时约 20 分钟。做旋转、屈伸动作时，要注意手法轻柔，顺应关节运动方向，避免粗暴用力，造成损伤。

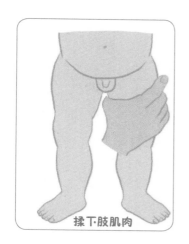

揉下肢肌肉

操作：拿揉宝宝臀部、大腿、小腿肌肉。
时间：5~10 分钟。

环跳位置：侧卧屈股，在股骨大转子最高点与骶骨裂孔的连线上，当外 1/3 与中 1/3 的交点处。
承扶位置：在大腿后面，臀下横纹的中点。

委中位置： 在腘窝中央。

承山位置： 小腿后面正中，委中与昆仑穴之间，当伸直小腿或足跟上提时，腓肠肌肌腹下出现的尖角凹陷处。

昆仑位置： 在外踝尖与跟腱之间的凹陷处。

足三里位置： 在小腿，当外膝眼下 3 寸，距胫骨前缘一横指。

阳陵泉位置： 在小腿外侧，当腓骨头前下方凹陷处。

丰隆位置： 在小腿，当外踝尖上 8 寸，距胫骨前缘二横指处。

三阴交位置： 在小腿内侧，当足内踝尖上 3 寸，胫骨内侧缘后方。

太冲位置： 位于足背，第 1、2 跖骨间，跖骨结合部前方凹陷中。

操作： 用拇、食或中指指腹依次按揉之。

次数： 各 10~20 次。

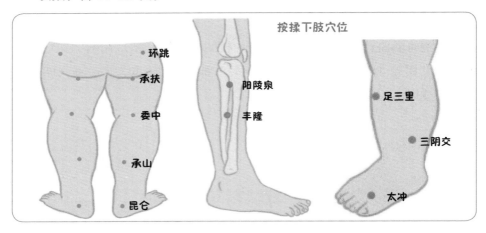

按揉下肢穴位

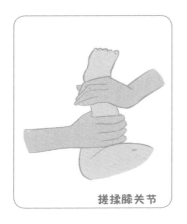

搓揉膝关节

操作： 操作者用手掌搓揉宝宝膝关节。

次数： 以局部发热为度。

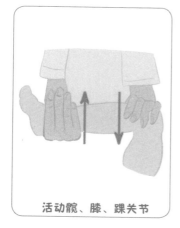

活动髋、膝、踝关节

操作：屈髋，操作者一手握宝宝大腿，做髋关节屈伸、旋转动作；屈膝，操作者一手固定宝宝大腿，另一手握宝宝小腿，做膝关节屈伸动作；一手托住宝宝脚跟，另一手握住宝宝足前部，做踝关节旋转环绕动作。

次数：各 5~10 次。

操作：再次按揉下肢肌肉，以充分放松。

次数：3~5 次。

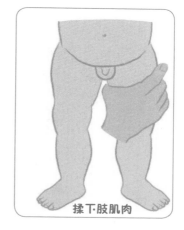

揉下肢肌肉

涌泉位置：屈趾，足心前正中凹陷中。

操作：用拇指指腹搓揉之。

时间：约 1 分钟。

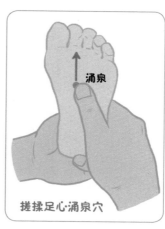

涌泉

搓揉足心·涌泉穴